"三全育人"视域下
医学生道德修养的培育与养成

汪　峰◎主　编

邹　莹　郭佳薇　陶　灿◎副主编

安徽师范大学出版社
ANHUI NORMAL UNIVERSITY PRESS
·芜湖·

图书在版编目(CIP)数据

"三全育人"视域下医学生道德修养的培育与养成 /
汪峰主编. -- 芜湖 : 安徽师范大学出版社, 2024. 9.

ISBN 978-7-5676-7063-1

Ⅰ. R-052

中国国家版本馆CIP数据核字第2024KU5550号

"三全育人"视域下医学生道德修养的培育与养成 汪　峰◎主　编

责任编辑：李　玲	责任校对：吴俊瑶
装帧设计：张　玲　冯君君	责任印制：桑国磊

出版发行：安徽师范大学出版社

　　　　　芜湖市北京中路2号安徽师范大学赭山校区

网　　　址：http://www.ahnupress.com/

发 行 部：0553-3883578　5910327　5910310(传真)

印　　　刷：苏州市古得堡数码印刷有限公司

版　　　次：2024年9月第1版

印　　　次：2024年9月第1次印刷

规　　　格：700 mm×1000 mm　1/16

印　　　张：11

字　　　数：168千字

书　　　号：978-7-5676-7063-1

定　　　价：48.00元

凡发现图书有质量问题,请与我社联系(联系电话:0553-5910315)

前　言

　　2016年12月，习近平总书记在全国高校思想政治工作会议上指出，要坚持把立德树人作为中心环节，把思想政治工作贯穿教育教学全过程，实现全程育人、全方位育人，努力开创我国高等教育事业发展新局面。2017年2月，中共中央、国务院印发《关于加强和改进新形势下高校思想政治工作的意见》，指出，坚持全员全过程全方位育人，把思想价值引领贯穿教育教学全过程和各环节，形成教书育人、科研育人、实践育人、管理育人、服务育人、文化育人、组织育人长效机制。2017年12月，中共教育部党组印发《高校思想政治工作质量提升工程实施纲要》，明确指出，要以立德树人为根本，以理想信念教育为核心，以社会主义核心价值观为引领，以全面提高人才培养能力为关键，强化基础、突出重点、建立规范、落实责任，一体化构建内容完善、标准健全、运行科学、保障有力、成效显著的高校思想政治工作质量体系，形成全员全过程全方位育人格局。2018年9月10日，习近平总书记在全国教育大会上强调，我们讲不忘初心、牢记使命，推进教育现代化不能忘记初心，要健全全员育人、全过程育人、全方位育人的体制机制，不断培养一代又一代社会主义建设者和接班人。这是教育工作的根本任务，也是教育现代化的方向目标。

人民健康是社会文明进步的基础，是民族昌盛和国家强盛的重要标志，也是广大人民群众的共同追求。党的二十大报告强调，要把保障人民健康放在优先发展的战略位置，完善人民健康促进政策。作为未来投身医疗卫生事业的生力军，医学生将来不仅承担着救死扶伤、治病救人的神圣职责，更担负着国家卫生事业发展和人民健康幸福的神圣使命。新时代医学生不仅要掌握渊博的知识，具备精湛的医术，更要有高尚的医德和人文关怀精神。

医学事业是爱的事业，大爱成就大医，心中有爱，方能赋予医学温度。2021 年 3 月 6 日，习近平总书记在看望参加全国政协十三届四次会议的医药卫生界、教育界委员时指出，广大医务工作者要恪守医德医风医道，修医德、行仁术，怀救苦之心、做苍生大医，努力为人民群众提供更加优质高效的健康服务。医学生作为未来的医疗工作者，其内心的道德信仰对于未来的职业生涯和卫生事业的发展至关重要。为深入贯彻落实全国高校思想政治工作会议精神，把思想政治工作贯穿教育教学全过程，用身边榜样引导人，用身边事迹教育人，我们遴选皖南医学院（简称"皖医"）教育名师、"十佳教师"和部分优秀学子等的事迹，并深入挖掘事迹的思政元素，充分发挥榜样的力量，努力构建学校全员育人、全过程育人、全方位育人（即"三全育人"）的大思政格局。

我们编写本书是为了教育和启迪学生，引领学生树立崇高的职业理想和职业道德，深刻理解敬佑生命、救死扶伤、甘于奉献、大爱无疆的职业内涵，培养高尚的品德和优良的职业素养，进而让他们将服务社会、拯救生命作为自己的职业追求，怀有对生命的敬畏之心，进一步巩固正确的从医价值取向。感谢书中的教育名师、"十佳教师"和优秀学子等，同时感谢所有事迹材料的编者和部分材料的原始作者。书中部分文章的作者和主人公未能联系上，如看到此书，请与我们联系，我们将赠送图书以表谢意。

本书由汪峰负责统稿，是 2022 年度安徽省高校"三全育人"综合改革和思想政治能力提升计划项目"高校'五位一体'融媒体工作格局探索与实践"（sztsjh-2022-6-5）、2023年度安徽省高校"三全育人"综合改革和思想政治能力提升计划项目"高校网络教育名师培育支持计划项目"（sztsjh-2023-9-6）、2023年度安徽省高校科研编制计划项目"高校智慧思政系统化建设研究"（2023AH051732）、2024年度安徽省高校"三全育人"综合改革和思想政治能力提升计划项目"一站服务多元化解 溯源治理——'枫桥经验'赋能高校'接诉即办'管理服务"（sztsjh-2024-1-17）和"红医精神融入医学院校思政课教学研究"（sztsjh-2024-13-18）的阶段性研究成果。

由于编者水平有限，书中可能存在疏漏之处，敬请广大读者批评指正，以帮助我们不断提高。

编　者
2024 年 6 月

前言

目　录

教师篇

学生篇

教师篇

厚德笃行练医学技　仁爱奉献铸魂育人

——记皖南医学院神经内科刘贻德教授

"年已古稀，回忆自我往昔，毫无足取，勘以自慰者，从未以'专家''学者'自居而洋洋自得……我一平庸的医生而已……"2010年3月5日凌晨，这位"平庸的医生"因病医治无效，悄悄地走了，他就是刘贻德。

胸怀理想，精医尚德

刘贻德，字永善，1917年出生于江苏省扬州市，著名神经内科专家，皖南医学院神经内科一级教授。1931年考入上海震旦大学预科，学习法语，考试合格后就读震旦大学。1940年从震旦大学医学院（现为上海交通大学医学院）毕业，获得博士学位。1946年赴法国巴黎大学医学院留学，师从世界著名神经病学家格林（Guillain）教授，从事临床神经病学研究，后在法国著名精神病学家德莱（Delay）教授指导下钻研精神病学，撰写的论文《苯丙胺休克对精神分裂症抽象思维的影响》被德莱教授1950年出版的专著《精神病学临床生物学法则》引用。刘贻德先生还曾师从日内瓦大学的阿胥黎盖拉（De Ajuriaguerra）

教授，致力于神经病学与精神病学重叠领域的研究，并且将其作为一生的钻研方向。1951年刘贻德先生在上海同济医院首创神经病专科病房，1960年以后先后受聘于南通医学院、安徽医学院、皖南医学院等高等医学院校，组建了安徽医学院神经精神科、安庆地区医院及皖南医学院第一附属医院（即弋矶山医院）神经科。1976年任皖南医学院神经精神病学教研室主任，1978年应邀参加全国科学大会，1990年开始享受国务院政府特殊津贴，堪称中国现代神经精神科的开山鼻祖之一。90多岁高龄的先生，还经常诊治慕名而来的疑难杂症患者，为他们解除病痛，并亲自记录病历。他写的一手正楷，方方正正，正如先生一丝不苟的为人。

培育桃李，身教言传

刘贻德教授常说："临床医学治病救人，不是时装表演，今朝这个模式，明朝又换个花样，虚而不实，经不住考验。"刘贻德教授治学严谨，注重夯实基础知识，掌握概念力求准确无误，诊疗疾病往往能另辟蹊径。他精通多国语言，讲课措辞严谨，授课深入浅出，旁征博引，才华横溢，十分精彩。凡是听过刘贻德教授讲课的人，无不为之倾倒。

数十年来，刘贻德教授弟子已遍及全国，不少已成国内或省内精神科、神经内科的带头人或中坚力量。刘贻德教授历来主张诊断要准确，治疗要妥善，临床检查务求周详，检验室验证要有的放矢，漫无边际的"撒网式"检验不可取，何况任何检验均有可能出现误差。临床医生具备辩证逻辑思维，或可减少病情判断失误。治疗不仅要针对主症，还要全面兼顾，因为人是一个整体，局部会影响其他器官或系统的治疗。这是他在临床教学中经常重复告诫学生的话语。他上课非常认真，经常请专人把病人用专车送到教室里作示教，效果极好。他曾在给友人的信中说："从教几十年来，我最感欣慰的是在浙江医学院上的那些课。可惜我上课不作书面讲稿，至今令我惋惜……"

1951—1953年，他到上海普慈疗养院做兼职顾问医师，担任医务主任。他工作认真踏实，敢抓敢管、雷厉风行，建立了正规病历记录，明确了医疗规范，培养了数十名优秀医护人员。他对待病人态度亲切，因此深得人心。当时医院里的医生、护士人手不足，精神科工作经验很匮乏，他就开课讲解精神病学知识。普慈疗养院的工作人员对他的印象是：身材适中，一口淮扬话，讲话时中气十足，上课时思维敏捷、出口成章、抑扬顿挫、非常动听。他在弋矶山医院做神经科医师兼精神科医师期间，每周四下午是他的门诊时间。如有额外的疑难会诊，他则随叫随到，而且分文不收会诊费。他还协助皖南医学院开设医学心理学课程，完善学校的教学体系。

专注研究，严谨细致

工作期间，刘贻德先生笔耕不辍、著书颇丰，先后出版了《临床通用神经解剖生理学》《神经系统症状与诊断》《精神病学临床讲义》，与夫人夏警予合著《高级神经活动的症状与诊断》，其中，《精神病学临床讲义》是我国较早系统阐述精神病学的教材之一。他曾担任中华医学会安徽省分会副会长、《中华神经精神科杂志》编委、《临床神经病学》《国外医学.神经病学神经外科学分册》《临床误诊误治》等杂志顾问。同时，他对神经医学颇有研究，寻根探源是其治学要求，在纠正错误学术观点等方面做了大量工作和独到贡献。他还对精神医学界的抑郁症等问题多次发表文章，提出新见解。

早在1976年"散发性脑炎"被作为特殊疾病的专用"病名"时，刘贻德教授就认为欠妥，之后该词竟见于大学教材，刘贻德教授遂与夫人撰写论文质疑"散发性脑炎"这一术语。1954年他撰文介绍"刘永纯综合征"，1977年夏警予主任医师又详加阐述，神经病综合征以国人命名者仅刘永纯一人，迄今国内外专业著作无不推崇。刘贻德教授曾勉励广大医务工作者："误诊、误治在可见的将来不易绝迹。生命科学日益进步，临床水平逐步提高，思考渐趋周详，误诊、误治将随之减少，造福病家功德无量……"

刘贻德教授学术作风很严谨，也很犀利。他写了一篇文章，国内某教授审核时提了一些意见，其中用了当时热门的学术术语来评审，如巴甫洛夫理论。刘贻德教授读了以后不以为然，写文章争论，引经据典，逐条驳斥，毫不让步，并把对方点评的原文与他批驳的文章一起列入书中，公之于众。虽然晚年刘贻德教授感慨地说自己脾气不好，常得罪人，结果自己也是连连受挫，想改但总是改不掉，性格使然也，但大家都知道，正是这份严谨治学的态度助力他取得如此成就。

刘贻德教授悄悄地来，悄悄地走，他的离开是国内神经精神科学界无法挽回的巨大损失，但他来了以后倒并不"悄悄地"，留下了许多值得我们反复回忆、发掘、整理的宝贵财富。

【榜样力量】做好老师，要有道德情操。老师的人格力量和人格魅力是教育的重要条件。"师也者，教之以事而喻诸德者也。"老师对学生的影响，离不开老师的学识和能力，更离不开老师为人处世、于国于民、于公于私所持的价值观。好老师的道德情操主要体现在对所从事职业的忠诚和热爱上。尽管临床工作繁重，压力巨大，但刘贻德教授仍十分注重将理论知识运用到实际教学过程中，不断检验和丰富理论知识，践行学术研究和教书育人的伟大使命。

【实践践行】实践教学相对于理论教学而言，更具有实践性、直观性、综合性与创造性，是现代高等学校人才培养不可或缺的重要环节，在加强对学生进行素质教育与创新能力培养方面有着不可替代的作用。在实践教学中，学生的探究欲望被激发，学生知困而思、学以致用。医学院校的学生，通过在实践中与病人接触，可以感悟医德力量；通过运用专业知识，可以不断提升理论水平和专业技能。年轻的医学生要想快速成才，书本、病人、老师这三者不可或缺，先辈积攒下的理论知识、多种多样的病例和医德高尚的老师都对医学生的培养有重要作用。

参考文献：

[1]佚名.著名神经内科专家 刘贻德教授[J].临床误诊误治，1997（1）：1.

[2]王祖承.追忆刘贻德教授[J].精神医学杂志，2011（2）：143-144.

[3]安徽省皖南医学院附属弋矶山医院.刘贻德教授生平[J].中华神经科杂志，2010（4）：301.

教
师
篇

一路霜华辑本草　继承创新发新枝

——记皖南医学院第一附属医院主任医师尚志钧教授

尚志钧（1918—2008），我国著名本草文献学家，曾任弋矶山医院中医文献室主任、安徽省中医药学会委员、中国药学会药史学会委员等，享受国务院政府特殊津贴。自1946年开始，尚志均先生依据历代经史子集，并与各种类书、方书相互参证，运用独特的考据方法对古代本草文献进行深入研究，潜心于本草文献考证、辑复等工作。从20世纪60年代的油印本到先生故去之前出版的《本草人生》，先生共著述33部，撰写论文271篇，特别是对唐代《新修本草》的成功辑复，使得1300多年前世界上第一部国家药典重现原貌，奠定了我国本草学研究的基础，为我国本草文献研究学科的开拓和发展做出了突出贡献。1990年10月，尚志钧先生被人事部、卫生部、国家中医药管理局确定为首批全国老中医药专家学术经验继承工作指导导师，1997年被评为首届安徽省名老中医。

苦乐人生探本草

1918年，尚志钧先生出生于安徽省全椒县西观圩尚墩村一个农民家庭。读高中期间，抗日战争爆发，全椒沦陷，他和许多流亡学生一道，长途跋涉来到重庆。由于早年曾在私塾诵读过《伤寒》《金匮》等医书，他对中医产生了浓厚的兴趣，也为后续60余载的本草生涯埋下了种子。1940年，重庆高中毕业后，他报考了成都中央大学医学院，被录取后却因没有路费而无法就读，后经刚从重庆国立药学专科学校（中国药科大学前身）毕业的安徽同乡林启寿先生帮助，考入国立药学专科学校。1944年7月，尚志钧先生毕业，先后在四川合川麻醉药品经理处、安徽省卫生厅、济南白求恩医学院任职。

1945年，尚志钧先生在族兄尚启东的建议下开始致力于本草文献辑佚研究，这一干，便是漫长的一甲子时光。尚启东（1902—1986），字元显，安徽当代著名老中医，著有《华佗考》《中医论衡》等著作，有着敏锐的眼光和深厚的古汉语功底。尚启东认为，用清人的考据方法来研究中医本草文献是一件十分有意义的事，因为清代的考据学家们很少涉及这一领域，可以说这是学术上的一个空白点，需要有识之士为之奋斗终身，尚志钧先生若能从事本草文献研究，一定会大有作为。尚志钧先生认为族兄所言极是，但他也清醒地意识到从事本草文献研究，除需具备中医药学知识外，还必须掌握一些跨学科的知识，而当时的尚志钧先生却连研究本草文献的基础知识都没有，于是他下定决心自学补课。

从1945年起，尚志钧先生一有空就到图书馆借阅有关学科的书籍，用了两年多的时间，如饥似渴地学习钻研中国古代历史、地理、目录学、文献学、清代乾嘉学派代表人物的考据笔记类书籍、中医古籍、历代本草著作，以及现代植物学、动物学、矿物学等十余门学科知识，基本掌握了清人考据和辑校古代文献的方法，为他研究本草文献打下了坚实的基础。

尚志钧先生爱书超过一切。20世纪50年代至70年代，他的工资仅仅几十元至百余元，一家七口全靠他一人工资维持生活，但他从每月工资中抽取10元钱购书、订杂志、买稿纸、付抄写费的规矩从不变。

有时生活拮据，老伴劝他别买书了，尚志钧先生的回答是："除非棺材盖上了。"每次从外地学习进修回来，孩子们欢天喜地到车站、码头来接，他却没有带一块糖或一盒饼干，肩挑背扛的全是书。儿女印象中的父亲，除了睡觉，几十年如一日，手里总是有书，哪怕大年三十，不到饭菜上桌，他手里的书都不会放下。

下追上溯猎古籍

天生好学的尚志钧先生，从来没有停止追求，时刻等待着继续深造的机会。皇天不负有心人，正当尚志钧先生在本草文献研究领域小心翼翼地摸索前行并小有成就的时候，1958年10月，卫生部在北京中医学院举办中药研究班，在芜湖医学专科学校工作的尚志钧先生顺理成章地被选派到了北京进修。他无暇顾及北京的文物古迹和秀美风光，整天泡在图书馆里抄笔录，积累了大量资料，全面、系统地核实了一些文献记载，建立了本草书籍、本草人物及单味药物3个系统的7200余张卡片档案，构成了一个辑复中医药本草文献研究的联络网图。同时，他还拜访了北京多位老一辈文献专家，如赵燏黄、范行准、陈邦贤等，聆听他们的教诲。赵燏黄先生以一生积累的本草学知识，撰著《本草学讲义》，谆谆教诲学生要热爱祖国的医药学事业。他认为，研究中药，一定要钻研本草古籍。他这种重视本草古籍的思想给了尚志钧更多的信心和动力。先生们学术上的帮助与指导使尚志钧开阔了视野，增长了学识，收获颇丰。负笈北京的两年，是尚志钧研究功底全面夯实、学术视野大大拓宽的两年，也为他后来成功辑复一本又一本古代本草著作打下了坚实的学术基础。

1966年，他唯恐多年搜集整理的资料被当作"四旧"焚毁，就把它们分散捆在教学笔记里藏起来，这才幸免于难。但存放在办公室里的图书资料，包括《名医笔录》清稿、笔记及7200余张卡片丢失了，他为此痛哭流涕。正如晚年他在笔记中回忆道："在研究过程中，各种阻力很大，有外来的干扰，也有内在的身体不适，有时有厌腻感，有时想放弃了，但是想到过去花那么多的时间与精力，弃掉实在可惜，只好坚持干下去。"

1977年，正当他将费尽心力再次辑成的《名医笔录》书稿交由皖南医学院油印时，忽接到消息称，那本消失十多年的《名医笔录》清稿再现于人民卫生出版社即将出版，但署名已不再是尚志钧先生。后经省卫生厅派调查组查实追回此稿，才得以更正。1986年，此稿由人民卫生出版社正式出版。"《名医笔录》在医药史上失而复得，也是在我的生命史上失而复得啊！"回想此事，尚志钧先生感慨万千。

尚志钧先生的生活极为简朴。1989年7月13日，《新民晚报》第6版在"出书前的惶感"标题下这样报道："安徽有一位研究唐代本草专家，可谓皓首穷经，一生钻在故纸堆里。我教研室有一位青年教师，去年去合肥开会，顺道访问这位学者，他家除了书外，四壁萧然，什么'机'（指家用高档电器）也没有。"此文确实是尚志钧先生的真实写照。"把工作放在日后做，是空的。一日不死，工作不止。"这是尚志钧先生生前的座右铭，也是他的真实写照。一个人在短期内耐得住寂寞、忍受住清贫并不难，难的是一辈子甘愿寂寞、淡泊名利、安贫乐道、孜孜不倦。

在60余年的本草文献研究中，尚志钧先生继承并运用乾嘉学派考据方法，同时参考现代植物分类及药物学等相关理论，形成了自己独特的研究风格，在本草文献研究领域取得了令学术界高度认可的丰硕成果。

药海孤舟捞古经

尚志钧先生共辑复亡佚本草著作19部，包括《名医别录》《雷公炮炙论》《四声本草》《海药本草》《新修本草》《补辑肘后方》等，这些本草文献在历代本草研究中举足轻重，如《四声本草》将四声应用于药物分类，为当今按笔画、拼音、部首等排列药物所借鉴；《雷公炮炙论》为已知最早的药物炮炙著作；《海药本草》为历史上第一部外来药物专著。

存世本草文献，经过历代反复传抄翻刻，残缺甚多，其漫漶、讹误、脱漏、增衍、错简之处隐于字里行间，标点句读、注释训诂、校勘整理等研究繁难重重。尚志钧先生校点的本草文献有《大观本草》《证类本草》《绍兴本草》《〈本草纲目〉金陵初刻本》等。以《证类本草》校点为例，尚志钧先生自1958年开始作校记，历时35年，共撰写56篇论文，汇编为《〈证类本草〉文献源流考》。他系统厘清了《证类本草》的作者、成书年代、体例、文献标记等，考评了几个系列刊本的相互关系及不同版本的比较、错简、脱误，对《证类本草》所引文献进行了源流梳理，真正实现正本清源。

尚志钧先生的本草文献辑复成果以唐代《新修本草》辑本最具代表性，《新修本草》原书在国内久佚，清末李梦莹、近人范行准，日本小岛宝素、中尾万三、冈西为人等均曾尝试辑复，皆未竟全功。尚志钧先生于1947年开始辑校《新修本草》，起初以明代李时珍的《本草纲目》为底本，花了两年心血，行将完成之时，尚志钧先生发现李时珍所引的古代本草资料一般不是古代本草文献的原文，而是李时珍根据古代有关本草文献的内容加上自己的理解而转录的，与古代本草文献的原文相比稍有文字增减，并不是最原始的资料。这对尚志钧先生来说是个不小的挫折，但他并不气馁，毅然推翻此稿，另起炉灶，从头做起，终于在1958年完成了初稿。后借赴北京进修之便，他又苦读北京图书馆及赵燏黄先生的善本本草藏书，并得到陈邦贤、范行准等历史、医药大家的指导。最后，他接受范行准先生的建议，以清代在日本发现的日本人摹写的残本和敦煌莫高窟出土残片的影印本作为辑佚的底本，参照《本草和名》《医心方》《千金翼方》《证类本草》《太平御览》等古代文献，重新作了大量的修改和补充。经范行准先生推荐，该书当时被列入人民卫生出版社的出版计划。1962年，受三年困难时期的影响，《新修本草》书稿未能出版，但同年即由原芜湖医学专科学校油印。有专家将尚志钧先生1962年油印的《新修本草》和日本学者冈西为人1964年出版的《新修本草》进行对照研究，发现尚志钧先生的辑本更完整，学术水平更高。这是对尚志钧先生十余年来辛勤劳动的一个安慰。即便如此，尚志钧先生并没有放弃对此书稿的进一步推敲。事实上，此后的十多年，尚志钧先生从未间断对此书稿的修订删改，数易其稿，直到1981年书稿才由安徽科学技术出版社正式出版。

《新修本草》的辑成对国内外本草学界产生了很大影响，诚如范行准先生1962年为该书作序云："我们知道从事重辑《新修本草》者，中外不止一家，而俱未能问世。今尚先生竟能着其先鞭，使一千三百年前世界上第一部国家药典的原貌，灿然复见于世，是值得我们庆幸的一件事。"谢宗万在《我国历代本草研究整理的近况与展望》一文中对尚辑本评论说："近三十年来，尚志钧完成了《本草经集注》《吴普本草》和《新修本草》三部本草的补辑工作，……，其中特别是《新修本草》这一具有世界第一部药典性质的重要本草能够在我国辑成，使之复见于世，可谓本草文献整理工作中的一大成就。"

1990年9月，《新修本草》辑复本在北京首届中国中医药文化博览会上展出，受到了医药界专家们的普遍关注和赞誉。正如安徽厅简介所说："尚志钧先生钩沉辑复《新修本草》等18种本草文献，饮誉海内外。"

在青灯之下，面对纸张发黄的各种古代书籍，尚志钧先生在茫茫书海之中苦捞医药学经典，而内容淹没在古代文献海洋之中的本草遗珍，在尚志钧先生毕生不懈的努力下，再次陆续浮现在人们的眼前。尚志钧先生为搜集更多有价值的本草文献资料，对多部非药物专著展开考释研究，如《〈诗经〉药物考辨》《〈山海经〉药物考辨》《〈五十二病方〉药物考辨》等。此外，他还编写了《脏腑病因条辨》《药性

教师篇

趋向分类论》《中国本草要籍考》《中国矿物药集纂》等。

　　尚志钧先生像一位不知疲倦的艄公，驾驶着一叶扁舟，历经千辛万苦，顽强地穿行在茫茫大海之间，为人类捞起了难以估价的珍宝。他"继承不泥古，创新不离宗"，对先秦典籍和现存最早方书中药物研究予以关注和推崇，充分反映了其学以致用的求实创新精神。

为伊消得人憔悴

　　关于本草文献辑佚工作，近现代以来涉猎者屈指可数，究其原因主要有两点：一是辑佚工作需要广博的知识，研究难度大；二是研究过程漫长，需要日复一日、年复一年的硬功夫。尚志钧先生默默独行，60余年如一日，不断攻坚克难，辑复了大量亡佚古代本草文献。尚志钧先生几乎没有周末，没有过年过节，甚而不知今昔是何年。一年又一年，十年又十年，为了挤出更多的时间进行研究，他几乎没睡过一个囫囵觉。他回忆道："在研究过程中，需要参考很多书，需外出到国内各大图书馆去查，因车旅费太贵，没办法外出，只好到古旧书店买一些自己必需的参考书，这样给家庭生活带来一些困难，有时啃咸菜度日。"

　　多年来，尚志钧先生都是利用医疗工作之余来研究本草文献，所积累的大量资料是利用节假日和周末从各图书馆搜集的，出版的书籍也是回家以后"开夜车"整理出来的。即使在"文革"期间，他仍利用休息时间看书学习，坚持研究，晚上很少在11点以前睡觉。在弋矶山医院小区居住的人都知道，尚志钧先生家是小区最晚熄灯的。1970年，弋矶山医院恢复运行，尚志钧先生被分到中医科。这时，他想到过去花大量时间与精力从各地搜集的资料如不加以整理，就等于白白浪费了，于是决定坚持下去，利用业余时间继续整理。由于长期艰苦工作，尚志钧先生睡眠一直不足，血压持续高而不降，头昏眼花，到

1974年，他不但不能进行整理研究，甚至连上班也困难了，最终卧床不起。当时，他十分痛苦，以为自己的愿望无法实现了。他病好之后的30余年整天在故纸堆里淘宝，他认为不拼命、不下功夫是完不成自己的计划的。尚志钧先生说，一个人的时间和精力是有限的，要把有限的时间和精力投入有价值的工作之中，才能出成果，才能为国家做贡献。为此，他常常挑灯夜战，追寻自己心目中的理想。

1973年他整理出《本草拾遗》，1978年整理出《〈神农本草经〉校点》，1980年整理出《〈山海经〉植物药考》，1981年整理出《日华子本草》，1982年整理出《药性论》《海药本草》，1983年整理出《雷公炮炙论》《本草图经》。1983年，皖南医学院油印了这批整理好的稿件。1985年他整理出《〈诗经〉药物考释》，1987年整理出《雷公药对》（1990年由皖南医学院油印），1988年整理出《本草文献概论》，1989年整理出《开宝本草》，1990年编成《历代中药文献精华》，其后又进行《政和本草》的校点工作。

尚志钧先生经过几十年的顽强奋斗，将失传或残缺的古代医药典籍钩沉辑复，还其本来面目，为医药史研究提供了可靠的依据和完整的文献资料。他所辑复的每一部书、每一条目，均参考了大量文献，并注明文献出处，如辑校《新修本草》所做的校注即达6663条之多，可供读者查阅。尚志钧先生通过对大量本草文献的整理研究，厘清了很多似是而非的问题。例如，关于《本经》（即《神农本草经》）载药365种的说法，他认为《本经》载药数原非365种，是道家陶弘景为附和一年之中有365天，而将原来的369种改为365种。他还认为《本草纲目》卷二所载《本经》药物目录，是后人从《证类本草》中的白字《本经》药物目次改编而成的。他立志要为后人提供完整可靠的历史资料，绝不以讹传讹。

据尚志钧先生的女儿尚元藕回忆，1988年4月至1990年3月，她第二次跟随父亲整理本草文献。一天上午刚上班，她在校对古本草文献时遇到校勘瓶颈，对其中一个字查了两本书后就记录在案。在复查时

15

父亲发现了这个问题，就因为这个字，他竟搬出十余种版本古书，要求女儿重新查找缘由、注明出处、合理取舍，确定无疑后再记录在案。尚志钧先生正言厉色说道："做事、做学问不严谨，写出的东西经不起推敲，站不住脚，是要误事的！"在女儿的印象中，父亲没有节假日、没有年三十，平时下了班就捧着书，饭碗一丢也捧着书，夜深了他还是捧着书，研究了一辈子本草，却从不争名逐利。

1981—1985 年，皖南医学院科研处曾将尚志钧先生的一部分油印本草书稿，寄给国内一些人征求意见，个别行为不轨之人乘机抄袭并出版，致使学院停止外寄。随着激光照排技术的诞生，在弋矶山医院的协助下，尚志钧先生的 19 本书稿陆续出版，但倾注先生心血的油印本还有 600 多本。这些书稿不论是在史藏价值上，还是在文物价值上，都有很大意义。他认为，在研究本草文献过程中，弋矶山医院给予了极大支持，但这项研究不能直接为医院产生经济效益，他感到不安。于是，2003 年，尚志钧先生给弋矶山医院打了一份请示报告，决定将这批油印本交给医院，由医院分批赠寄给全国各大图书馆或图书资料室保存。医院采纳了尚志钧先生的建议，将一批批书稿寄到全国 100 多家图书馆或图书资料室收藏。对这种既能扩大医院的影响力，又能保存本草文献的做法，尚志钧先生感到很欣慰。

尚志钧先生是一座活的医药宝库，他严谨的治学精神和甘于清贫的高贵品格值得后学敬重和推崇，彰显了"学为人师，行为世范"的大家风采。

星光摇曳照后人

尚志钧先生主张"学贵乎博，业贵乎专"，一生清贫，"观其户寂若无人，披其帷其人斯在"，默默无闻地潜心苦学，使他成为当代著名的本草文献学家。尚志钧先生辑复的不少本草文献被收入今日教科书。例如，1984年上海科学技术出版社出版的教材《医古文》、1986年人民卫生出版社出版的教材《医古文》及2002年中国中医药出版社出版的"新世纪全国高等中医药院校教材"《中医文献学》均收录了尚志钧先生辑复的内容。1997年版《中国图书大辞典》收录尚氏辑复本为辞目之一，《中医年鉴1984》记载了尚志钧先生研究本草文献的成果，其参考文献中亦有尚志钧先生的论文。

尚志钧先生这种咬定青山不放松的治学精神和治学态度，是一剂醒脑开窍的良药，让我们明白做学问，尤其是在故纸堆里做学问，指望速出成果，一蹴而就或者一劳永逸，都是不可能的，也是不现实的。诚如大学问家钱钟书所言："大抵学问是荒江野老屋中二三素心人商量培养之事，朝市之显学必成俗学。"学问二字，分量千斤。

尚志钧先生不仅勤于治学，也乐于授业，发明出独特的"本草三重证据法"，将目录、校勘、考据、版本、修辞和章句融入其中，还在本草学中运用了新方法、新材料和新视角。他在"二重考据"基础上结合现代植物分类及药物学知识，创造性地将"三重考据"运用于本草文献领域中，形成了独特的"尚派"本草考辨经验和风格，使其终成本草研究界的泰斗。他告诫学生，要成就一番事业，必须奉行"学贵乎博，业贵乎专"的治学原则，一方面要博而杂，另一方面要专而深。博而杂是指读书时采取翻目录的方法，记住一本书的目录，需要资料时，可以从这本书中查找。他要求学生除了翻一些哲学、历史、地理、化学书外，还要读一些古汉语、训诂学、药物学等书籍。至于专而深，则是指围绕本草研究的需要，对某一问题进行深入研究。本草研究分为文献、人物和药物3个方面，内容浩大，即使只研究某一方面，一个人也不可能完成。要把自己的研究确定在一定的范围内，并以此为突破口，上溯下引，追根问底。他传授的思路和方法，使学生受益匪浅。学生勤奋读原著，认真做笔记，3个月后却引来尚志钧先生的不满，理由是学生没有提出任何问题。他教育学生，学习要深入，不能浮于表面，否则跟师30年也不会有成果。他要求学生每天写学习

教师篇

笔记交与自己。为感谢老师，学生提着礼品来到尚志钧先生家，却被他厉声拒绝。在老师的严格要求下，3年中，学生平均每人的文字量达250万字，顺利出师。

对于青年学者来说，尚志钧先生是一位难得的好老师。尚志钧先生每年都要接待一些外地慕名求教的同行，收到许多求教的函件。他总是尽其所知，予以解答。他还经常将自己编制的索引、各种资料甚至研究课题的设想分享给别人。对于请求他帮助修改的文章，他总是一丝不苟地加以推敲，坦诚地提出自己的意见，及时回函，从不拖延，因此得到国内青年学者的尊重和爱戴。他经常对学生们说："中国是本草的发源地，我们中国人一定要努力整理和研究本草文献，不能落在外国人的后面。"尚志钧先生除有"书癖"外，别无爱好，生活极为简朴。虽然身患多种疾病，但仍然每日伏案操劳。尚志钧先生几十年如一日，艰苦奋斗，为我国本草文献研究做出了巨大贡献。对此，学术界和社会上都给予了高度赞扬。《安徽日报》《健康报》都曾报道过他的事迹。谢宗万先生在发表的本草研究整理方面的综述文章（《中医杂志》1981年第2期）中，对尚先生的研究成果给予了高度评价。《中药材科技》1982年第6期以专文（郑金生《〈新修本草〉尚志钧辑本评价》）评价尚志钧先生辑校《新修本草》的学术贡献。这些事实表明，尚志钧先生为振兴中医药事业所做的贡献，已经得到学术界的一致好评。

尚老的本草文献研究成果十分丰富，内容浩瀚，涉及面极广，对我国古代天文学、哲学、气象学、地理学、物候学、生物学、矿物学、数学、冶金等知识均有所涉猎，大大超出本草医药文献的范围，实际上是涉及学科范围极广的"博物之志"，是包括中医药学在内的自然科学和人文历史领域不可多得的社会财富。尚志钧先生认为，作为一个从事中医药文献研究的学者，知识面一定要广博，而研究的领域则必须缩小在一定范围之内；治学态度必须十分严谨，没有充分的依据不要急于发表粗浅的论断和臆测；只有辛勤耕耘，深入钻研，才能有所发现，获得真知。

当被问及从事这一行苦不苦，尚志钧先生回答："在别人看来，这样的生活没名没利，苦不堪言，但我有兴趣，感到很快乐。能让古老的中医药文献继续发挥作用，为今人造福，我无怨无悔。"尚志钧先生家的灯彻夜通明，既见证了这位耄耋老人"活到老、学到老"的执着精神，也为后人探究学问照亮了前进的道路。

【榜样力量】尚志钧先生从事本草文献研究60多年，他的一生，是在清贫与快乐中对本草古籍的困学守望，是对锲而不舍工匠精神和淡泊名利、治学严谨教师素养的完美诠释，是对中医药文化的不懈追求和执着坚守，其深厚的学术造诣、坚定的学术精神、清贫乐道的生活态度、创新的研究方法对后辈的影响深远。作为中医史学专家和本草文献学泰斗，尚志钧先生能够耐得住寂寞，坚守学术阵地，对进一步端正学风、医风、科研风等具有很好的榜样作用。尚志钧先生不仅是我国中医药史上的瑰宝，更是皖南医学院教职工的典范和楷模，他的精神将激励着皖医人不断解放思想、开拓创新、攻坚克难、勇毅前行、不懈奋斗！

【实践践行】2021年5月12日，习近平总书记在河南南阳考察调研时强调，要做好守正创新、传承发展工作，积极推进中医药科研和创新，注重用现代科学解读中医药学原理，推动传统中医药和现代科学相结合、相促进，推动中西医药相互补充、协调发展，为人民群众提供更加优质的健康服务。如今，我国大力发展中医药事业，为促进中医药的传承与创新创造了非常好的环境和条件。从传统特色到学科体系，从师承传授到学位教育，中医药事业迎来了前所未有的发展机遇。中医药的地位逐渐提升，中医药文化绽放出新光彩。"守正"的同时需要创新，要放开"思维缰绳"，打破思维定势，以宽广的眼光看待新生事物，以宽容的态度对待新生事物，以进取的精神培育新生事物，让"才露尖尖角"的"小荷"得到滋养，向阳生长，终成"接天莲叶无穷碧"的壮美景象。

教师篇

参考文献：

[1]倪项根，沈伟东.一路霜华辑本草　半窗灯影述神农：本草文献学家尚志钧教授的治学精神[J].中医药文化，2007（6）：4-7.

[2]彭华胜，解博文，万芳.当代著名本草文献学家尚志钧[J].中华医史杂志，2019（1）：34-37.

[3]谢宗万.我国历代本草研究整理的近况与展望[J].中医杂志，1981（2）：68-73.

[4]郑金生，谢海洲.本草文献学家尚志钧先生[J].中国药学杂志，1985（1）：54-55.

[5]郑金生.《新修本草》尚志钧辑本评价[J].中药材科技，1982（6）：37，41，45.

[6]周颖.苦乐人生探本草[N].中国中医药报，2005-06-17（5）.

[7]周颖.烛光摇红照后人[N].中国中医药报，2005-06-24（5）.

学高为师　身正为范

——记我国定量药理学奠基人孙瑞元教授

他，甘为人梯，乐于助人，献身医学教育60余载；他，治学严谨，精益求精，发表计算LD50的"孙氏法"，发起创立国际上最早的定量药理学学术组织；他，乐教爱生，甘于奉献，真正达到将研究定量药理的兴趣和追求科学真理的事业有机结合的崇高境界。他，就是我国定量药理学奠基人、皖南医学院药学学科带头人孙瑞元教授。

痴心一片终不悔，只为桃李竞相开

从教60余年，孙瑞元教授牢记人民教师的神圣职责，以教书育人为己任，长期坚守在教学一线，培养了一大批优秀学生，深受学生爱戴。在课堂上，他右手一支粉笔，左手一条毛巾，激情饱满，言辞激昂，将经典病例与恰如其分的比喻巧妙结合，将历史和现状的纵览与对未来发展趋势的展望一同娓娓道来，经常一堂课下来整条毛巾都被汗水浸湿，学生也被他的旁征博引所折服。孙瑞元教授很少批评学生，强调身教重于言教。在担任20多个学术期刊的编委期间，一收到待审稿件，他总是第一时间完成，只争朝夕。无论是去他家汇报，还是出

教师篇

21

差旅途陪同，学生总见先生伏案工作的背影。先生淡泊名利的道德情操、言传身教的谆谆教诲，深深引导着学生在不同领域为科学大厦添砖加瓦。

孙瑞元教授从 1979 年开始，组织了近百个全国定量药理学培训班，为《中西医结合杂志》等期刊撰写系列专题文章，任主编的《中国临床药理学与治疗学》杂志常设定量药理学专栏，推广和普及定量药理学，指导医药研究。他培养了多届数学药理学硕士研究生，培养的高级人才已遍布天涯海角。2008 年，他举办了一场题为"药学生职业生涯设计"的讲座，旨在激发药学系学生从事药学事业的热情，并帮助他们制定科学合理的人生规划。先生仙逝后，中国药理学会和各省市药理学会、药理学界的院士、100 多位著名专家、不计其数的海内外皖南医学院校友，纷纷发来唁电，敬献花圈，足见大师风范的影响之广。诚如定量药理学研究中心主任郑青山吊唁时所言："这是皖南医学院一位大师时代的结束。但是，老师永远是皖南医学院的荣耀，谁又能说这不是一个皖南医学院大师文化时代的开始呢?!"

鹤发银丝映日月，丹心热血沃新花

1987 年，孙瑞元教授编著出版了国内第一部系统阐述定量药理学理论与方法的专著《定量药理学》，开创了定量药理的新纪元。他将定量药理学（或称数学药理学）定义为"在药理学中，运用数学手段，定量研究药理作用规律的一门分支学科"。孙瑞元教授还阐明了定量药理学研究的五大特点：以具体的参数表达量的差别；以简洁的公式描叙量的变化；以抽象的数学模型概括事物的主要本质；以统计的方法分析随机现象；以数学的推导侦测新的线索。

在新药研发中，定量药理学可以优化临床试验方案，提高试验的成功率，缩短新药从实验室到上市的进程；在临床药物治疗中，定量药理学可以优化药物剂量，从而减少副作用并提高疗效。运用定量药理学模型来指导早期新药研发（包括Ⅰ期和Ⅱ期临床试验），可以极大地减少在临床试验中服用无效剂量药物的患者数量，甚至在有些情况下，可以免去不必要的临床试验。运用模型来指导Ⅲ期临床试验，可以帮助优化试验方案，大大降低研发成本。同时，定量药理学模型也可以用于帮助监管部门在药品审批及药品使用方面做出决策。20世纪80年代，孙瑞元教授等学科奠基人在国内开创定量药理学，成立中国药理学会数学药理专业委员会，开办各种讲习班，先后出版了定量药理学、药代动力学、药物评价、生物检定等方面的专著。他们编制的NDST（新药统计软件）、3P87（实用药代动力学计算程序）、DAS（药物与统计软件）等，极大地便利了药理工作者的计算工作。

除此之外，孙瑞元教授还出版了《中药药理研究方法学》等著作23部，发表论文200余篇。他参与起草和制定我国新药发展中期规划、中药药理研究指南、西药药理指导原则等，连任三届国家新药审评委员，1993年获国家发明奖，1997年获全国杰出科技著作奖，并多次获安徽省科技成果奖，不愧是医学上的奇才。

一支粉笔，三尺讲台，四季坚守。教师承担着最庄严、最神圣的使命，一个肩膀挑着学生的未来，一个肩膀挑着民族的未来。孙瑞元教授将一生都奉献给了教育事业，培养的万千桃李遍布全国各地，将定量药理学持续发扬壮大。他不仅开创了国内定量药理学的发展先河，更对我国定量药理、临床药理、新药评价等领域的发展具有积极推动作用，意义深远。在孙瑞元教授的带领下，越来越多的药理工作者认识到该学科的重要性，并在其研究中应用定量药理学知识，极大地提高了药物开发的效率和成功率，降低了研发成本，为开发新药物和设计药物联合治疗方案提供指导。

【榜样力量】2022年4月25日，习近平总书记在中国人民大学考察时强调，老师应该有言为士则、行为世范的自觉，不断提高自身道德修养，以模范行为影响和带动学生，做学生为学、为事、为人的大先

教师篇

生，成为被社会尊重的楷模，成为世人效法的榜样。孙瑞元教授秉持"四有"好老师的标准，用"人品+学品"的双重魅力感染学生、激励学生、推动学生，以模范行为影响和带动学生，做学生为学、为事、为人的大先生。教书育人楷模是教师队伍中的优秀代表，他们以昂扬的精神、忘我的工作、无私的奉献，浇灌教育田地，润泽学生心灵，展现了当代人民教师的高尚师德与责任担当，诠释了何为"太阳底下最崇高的职业"。孙瑞元老师扎根一线，将自己的一生都奉献给了定量药理学，开创了国内新的学科，在全国乃至国际药学界享有盛誉，为国家输送了一批又一批优秀人才。

【实践践行】教育是一门"仁而爱人"的事业，有爱才有责任。以人格魅力呵护学生心灵，以学术造诣开启学生智慧，把自己的温暖和情感倾注到每一个学生身上，才不负教师这一职业。三尺讲台上，教书育人楷模们用实际行动践行"坚持以人民为中心发展教育"的价值追求。教师要主动遵循教育规律，不断丰富教学方法，切实提升教学水平，自觉担负起传授知识、传播真理、塑造灵魂、塑造新人的时代重任，以春风化雨、润物无声的方式传递正能量，自觉落实落细立德树人这一教育根本任务，要始终努力当好学生锤炼品格、学习知识、健全人格的引路人，把学生培养成德智体美劳全面发展的时代新人。

仁心济世　传承发展

——记皖南医学院国医大师李济仁教授

　　李济仁（1931—2021），安徽歙县人，国家级非物质文化遗产"中医诊法（张一帖内科疗法）"代表性传承人，新中国成立以来新安医学传承和创新发展的关键人物，新安医学研究的开拓者与临床实践的创新者，全国首届"国医大师"，中国中医科学院首届学部委员，首批全国名老中医，首批全国老中医药专家学术经验继承工作指导老师，首批中医药传承博士后合作导师，首批内经专业硕士研究生导师，首批享受国务院政府特殊津贴专家，"中华中医药学会终身成就奖"获得者，皖南医学院唯一终身教授，弋矶山医院主任医师。李济仁先生也是唯一培养出院士、英国皇家学会会士、国家杰出青年的首届国医大师，第一位获"全国道德模范提名奖"的国医大师，第一位获评中央电视台"十大最美医生"的国医大师，第一位将珍藏书画文物捐赠予七家博物馆的国医大师，曾被中央电视台《焦点访谈》、新华社《新华纵横》等专题报道，其家庭获评首届"全国文明家庭"，受到习近平总书记亲切接见。

教师篇

不为良相，便为良医

李济仁原名李元善，1931年出生于安徽歙县。在他很小的时候，长兄不幸夭折，自己又身患疟疾，目睹了那些在战乱中饱受病患之苦的父老乡亲，他萌生了学医救人的想法。乡亲们提着灯笼去定潭求张根桂看病的情景，也给他留下了深刻印象。"不当医生则罢，当就当这样的名医。"于是，他毛遂自荐拜新安世医"张一帖"第13代传人张根桂为师，并改名李济仁，意为"仁心济世"，以表明自己的志向和决心。李济仁在张根桂门下敏而好学，精勤不倦，后来娶了张根桂女儿张舜华为妻，做了上门女婿，就此成为"张一帖"第14代传人。他前后用了60多年时间，从一位乡野郎中成长为2009年全国首届"国医大师"（共30位）。

和祖训的保守传承不同，李济仁一辈子都在想着如何发展中医事业。早在解放初期，他就和妻子张舜华把祖传的"张一帖"秘方捐给了国家。除了贡献秘方，李济仁还广收门徒，只要诚心学习中医，他都会倾囊相授。而面对"传男不传女，传内不传外"的祖训，李济仁选择了改变，他的二女儿李艳是他医术的主要继承人，在他的指导下，李艳尽得李济仁医术真传，现已成为中医痹病学国家级重点学科带头人。李艳说："从我的专业来说，他（李济仁）是我的引路人，除了父亲这个角色外，也是让我终身受益的老师。"李济仁表示："我这个技术再高明，也是为人民服务，帮大家看病，那为什么不发动大家一起来看？不要保守，让更多人学会治病，给更多的人治病，这就是为医的目的。"李老的弟子遍布全国各地。他们中有糖尿病专家，有方剂学专家，无论是医理还是临床，在中医学领域建树颇多。他潜心提炼新安医家诊治之特色和规律，主编《大医精要：新安医学研究》等书，其中，携团队所著集新安医著之大成的鸿篇巨著《新安医籍丛刊》首次对历代新安医家著作进行校注与整理。"独本不能流传……要让更多人领会新安医学的魅力"，为此，他毅然捐出传本极少的新安医著《神灸经纶》，交由出版社出版。经过多年努力，他带着学生成功"还原"已尘封于历史的 668 位新安医家 400 余部新安医著，并厘清针对急、危、难、重病症的诊疗经验和富有特色的诊疗规律。此外，李济仁还以《内经》为宗，将理论与临证互作阐发，确立中医医学地理学、中医时间医学等新学术生长点，以及体质学说、五体痹病等研究专题，在中医理论与临床的研究上硕果累累。

理论与临床并重是其从医的重要特色。几十年来，李济仁不仅活跃在临床一线，而且广收门徒传播医术，坚守在中医传承的第一线，用实际行动践行新安名医"张一贴"家族对中医的守护与传承。同时，无论他多么繁忙，每年都会定期返回家乡为乡亲们赠医施药。20 世纪 80 年代以来，在繁忙的医、教、研之余，李济仁夫妇还为国内外一万余人次的患者提供了无偿函诊服务。李老不为名利，致力于传播医术的行为真正诠释了他"不为良相，便为良医"的初衷。

不囿家规，培养后学

新安医学多以家族式传承为主，而李济仁教授却打破传统"家族传承不外传"的陈规，不仅将祖传秘方献给国家，更言传身教，为祖国培养了一批批优秀中医人才，创造了"兄妹四博导，两代七教授"的杏林佳话，其所传承的中医文化，也在其五个子女及弟子身上发扬光大。

张其成（随母亲张舜华的姓氏），长子，北京大学哲学博士，山东大学讲席教授，山东大学儒学高等研究院博士生导师，北京中医药大学国学院首任院长，北京大学中国文化发展研究中心研究员，第十二、十三、十四届全国政协委员，国家中医药管理局中医文化重点学科带

教师篇

头人，北京张其成中医发展基金会理事长，享受国务院政府特殊津贴，获国际易学联合会伯崑奖、汤用彤国学奖、孙中山精神奖，被评为"当代四大国学领军人物""健康中国十大年度人物"等。

李艳，长女，皖南医学院弋矶山医院中医科主任医师，教授，博士生导师，安徽省名中医，国家中医药管理局中医痹病学重点学科带头人，"国医大师李济仁工作室""全国名老中医药专家李艳传承工作室""安徽省名中医李艳工作室"主任，第六、七批全国老中医药专家学术经验继承工作指导老师，皖南医学院新安医学研究中心主任。

李梴，三子，毕业于安徽中医药大学，国家级非物质文化遗产"中医诊法（张一帖内科疗法）"第15代衣钵传人，歙县定潭世传张一帖诊所所长，歙县新安国医博物馆（我国第一个以新安医学为特色的博物馆）的筹建者。

李标，四子，中国科学院博士，博士生导师，洪堡学者，获洪堡研究奖、美国陆军研究中心研究奖、夫朗霍夫特殊研究发展奖、波士顿大学技术发展奖等。

李梢，五子，清华大学长聘教授，博士生导师，北京市中医药交叉研究所所长，英国皇家化学会会士，英国皇家生物学会会士，欧洲科学与艺术学院院士，国家中医药管理局高水平中医学重点学科带头人，中医药网络药理学奠基人，获中国药学发展奖、中国专利奖、中医药国际贡献奖-科技进步奖一等奖、李时珍医药创新奖、国家科技进步奖二等奖等，连续五年进入全球前2%顶尖科学家行列。

据张其成回忆，小时候，父亲常常告诫他们，"发愤读书终有益，飘摇游戏总无功"，并鼓励和支持他们自由探索未知。父亲曾在中医院、综合医院、中医学院和医学院工作，眼界开阔，胸襟豁达，对中医与西医相互补充、共同发展有独到见解，还鼓励孩子们用现代方式传承和研究中医，希望在传统与现代之间找到平衡点和突破口。这些对孩子们以后的志向影响很大。5位子女分别从文化、临床、科研的角度，传承祖国医学，并从定潭小镇走向全国乃至世界。

弟子仝小林，中医内科学家，中国科学院院士，中国中医科学院首席研究员。1982年，仝小林进入皖南医学院跟随李济仁教授攻读硕士学位，致力于中医药的传承与创新研究，在中医诊疗与方药量效理论方面展现出非凡天赋，并在随后的研究中针对影响中医药疗效的关键因素——方药剂量，构建了方药量效理论框架，主持制定的《经方临床用量策略专家共识》成为全球中医使用经方和国家经典名方开发折算剂量的重要依据，为方药量效学科建立奠定了基础。弟子孙世发，现为南京中医药大学研究员，博士生导师，方剂学专家；弟子胡剑北，曾为皖南医学院科研处处长，硕士生导师，专攻中医形体医理学；弟子朱长刚，曾为中国人民解放军总医院（301医院）博士后，对中医治未病理论有独到见解。

对于李济仁来说，无论是从事临床研究的李艳和李梃，还是做科研的李梢和李标，以及传播中医国学的张其成，家里每个孩子都继承自己的衣钵，都在各自领域取得了优秀的成绩。也许对于这个家庭来说，传承的不仅仅是技术与品德，更是骨子里的一种坚韧与执着。"兄妹四博导，两代七教授"，"张一帖"不再是一枝单传，而是满堂芳菲。

李济仁在继承与发展中医药伟大事业上，展现的是开放共享的理念，目的就是把中医药发扬光大，医治更多人。李老最大的愿望就是年轻一代茁壮成长，各有所长，取得成就，传承和发扬中医药文化，以医者仁心，悬壶济世。"源于新安，立足国学，重视临床，走向科学"，这就是李老传承中医药文化的秘诀。

怡情养性，润心修身

从乡野医生成长为一代名医，悬壶70余载，李济仁一生孜孜以求，精研医理、博览群书、博采众长，始终致力于推动中医药事业的发展，传播着中医国粹的精华与智慧。我们很难把"三高"与他联系起来。

然而，李济仁生前却笑称："不惑之年血脂高，天命之年血压高，耳顺之年血糖高，益寿延年有高招。"

手舞足蹈令五脏安和是第一招。长期以来，为保持健康的体魄、旺盛的精力，李济仁揣摩总结出一套五脏养生保健法，即"养心、调肝、理肺、健脾、补肾"。此外，他认为，还要注意大脑养生，平时多吃一些富含粗纤维的食物以促进肠蠕动，养成定时排便的习惯，只有五脏六腑功能正常，机体才能处于"阴平阳秘"的健康状态。

珍藏字画乐享其中趣味是第二招。李济仁喜爱收藏字画，乐此不疲。他家中的墙壁上，悬挂着各种名人字画，各具特色。其中启功先生的书法非常抢眼，"神存于心手之间"是对李济仁人品和业医的形象描述。繁忙工作之余，李济仁端一杯清茶，小憩于红木椅上，一一欣赏细品。他说："收藏字画是一种高雅的文化活动，既能提高文化品位，又能怡情养性，延年益寿。"

亲近自然览山川名胜是第三招。李济仁是一位精研岐黄、笔耕不辍，而又亲近自然、酷爱旅游的智者。他不但踏遍家乡的青山绿水，足迹遍布大江南北、长城内外，还远赴东南亚和欧美澳非等地旅游。著名书法家葛介屏先生特作对联相赠："登五岳名山足迹园林继宏祖，精岐黄鉴古手披图籍踵青莲。"

李济仁生前居住的医苑小区，林木荫郁，绿荫如盖。在这样一个优美的环境里，李济仁晨起听鸟鸣，江畔听涛声，"江声画韵伴医书"，实为一大乐事。

天时不如地利，地利不如人和。其实，李济仁最大的养生秘诀是"和"，处世平和，待人随和，为人谦和。

"未敢抱经国治世之宏愿，但常怀拯疾济羸之仁心。"当得知自己荣获全国首届"国医大师"称号时，李济仁感恩之情溢于言表：稽首党恩施甘露，深心亿兆沐霞阳；愿将仁术化"一帖"，普济苍生永安康。

对于医术，李济仁孜孜以求，凡有所悟、所思、所得，均述诸笔端，数十年来聚沙成塔，共撰写《济仁医录》《痹证通论》《李济仁痹病通论》等专著14部，参编《内经》《中医基础理论》等高等学校规划教材，并获得省部级科研成果奖5项，对新安医家学术思想与诊疗经验的传承与创新起到重要示范作用。

面对荣誉，李济仁一贯淡然："学生们的成绩就是我辛苦的最好回报。……家族式传承是古代社会文化意识的产物，在现代多元教育形式高度发达的今天，注重的是文化传承和多元化传承。'张一帖'是民族文化瑰宝，现在已经是国家级非物质文化遗产，要让更多人了解它、利用它。"

【榜样力量】一代国医大师，百年新安人家。行医70余年来，李济仁教授承继"张一帖"心法，融合新安医学学术思想以及《内经》理论与诊治方法，建新说、立新法、研新方，提出"痹痿统一论""辨治顽痹四法"，创立"归芎参芪麦味方""乙肝转阴方"等多个效方验方，在中医内科、妇科病治疗领域独树一帜，开创了新安医学研究新领域新高度。他潜心提炼新安医学特色，成功还原了400余部新安医籍，独著或主编学术著作多部，是当代新安医学研究的奠基人和先行者。他精勤不倦、教书育人，不囿家规、不究门楣，桃李芬芳满天下，为中医药事业传承与创新发展培养了大批人才，做出了杰出贡献。

【实践践行】2015年12月，习近平总书记在致中国中医科学院成立60周年贺信中指出："中医药学是中国古代科学的瑰宝，也是打开中华文明宝库的钥匙。"李济仁始终秉承"孝悌忠信、礼义廉耻、自强精进、厚德中和"的家训和"源于新安、立足国学、重视临床、走向科学"的精神治家治学，以仁心仁术、济人济世为铭，诠释大医精诚要义，用实际行动践行新安名医"张一贴"家族对祖国中医药事业的守护与传承。他以文明家风树治家典范，以国医家族传新安医学，70余载仁心不改，一生悬壶济人无数，他用行动诠释了医者仁心，用作为赢得了高远的人生境界，用奉献托举起高尚的人格和灵魂，无愧于时代和钟爱的中医药事业。作为新时代的大学生，我们要胸怀远大理想，厚植家国情怀，传承和弘扬大医精诚要义，把青春融入时代，努力锻炼强国本领，做敬佑生命、守护健康的苍生大医。

捧着一颗心来　不带半根草去
——记皖南医学院首位遗体捐献者汪桐教授

　　他静静地走了，皖南医学院失去了一名优秀共产党员和备受爱戴的教师，生理学界失去了一名睿智豁达的专家，医学领域失去了一名执着严谨的学者。2010年12月17日早上6时20分，皖南医学院生理学教研室、中西医结合研究室组建者汪桐教授因病医治无效溘然长逝，享年80岁。获悉噩耗，人们无不扼腕叹息，心情沉痛。12月17日9时50分，遵照汪桐教授的遗嘱，没有挽联，没有哀乐，没有花圈、鞭炮，汪桐教授的遗体被安放在皖南医学院人体解剖学教研室，以伟大的善举继续着他的"教学"，成为医学生"无言的良师"。汪桐教授作为一名德艺双馨的名师和皖南医学院首位遗体捐献者，用大爱诠释着生命的意义，用神圣的方式续写着教师职业的荣光。"高山仰止，景行行止。"汪桐教授为我们树立了永远的榜样，他热爱教学、关心学生、孜孜不倦、求真务实、淡泊名利、甘于奉献的道德品质成为皖医宝贵的精神财富，成为激励皖医人不竭的精神动力。

教师篇

33

高风亮节的遗体捐献义举

汪桐教授，1930年7月1出生于安徽蚌埠。抗战期间，流离失所，和哥哥姐姐跟着母亲逃难到贵州，后辗转回到蚌埠。流浪的生活、家庭的拮据、母亲的鼓励，使他格外珍惜上学的机会，学习勤奋刻苦。在他的笔记中，他这样表达自己求学的渴望："我挑过水，烧过炭，当过茶房，赶过马车，艰难的生活让我强烈地意识到，只有努力学习才能改变自己的命运。人要靠本事吃饭，我最看不起不求实际、不劳而获寄生虫式的生活。"1956年，他光荣地加入中国共产党。1958年，他以优异成绩毕业于安徽医学院医疗专业并留校任教，曾任皖南医学院生理学教研室主任、教务处副处长、科研处处长、老年医学研究所所长、生理学硕士生导师，中国生理学会第十八届理事会理事，安徽省第四届生理学会理事长。汪桐教授牢记宗旨，时时处处发挥党员的先锋模范作用，做到为群众的利益鞠躬尽瘁，为党的事业呕心沥血。早在求学期间，思想上积极要求进步的汪桐教授就积极投身慰问灾民、服务民工等社会公益活动中。20世纪60年代初，汪桐教授参加了农村社会主义教育运动。农村落后的医疗条件和心系人民的情怀进一步激发了他献身医学事业的壮志。在皖南医学院，汪桐教授带领有志青年披荆斩棘、白手起家，先后组建皖南医学院生理学教研室和中西医结合研究室。回忆起汪桐教授，人们无不钦佩他对教学工作的一丝不苟、对科研工作的大胆创新和对医学事业的赤子情怀。

"我自愿捐献遗体给医学教育事业。首先凡能使用的组织、器官、角膜、皮肤等一律捐献。继而做病理学解剖，将有用的器官做成病理标本供教学使用。最后将遗体转给解剖室供学生解剖使用。使用完后，将遗体火化，将骨灰交给我的家人。"这是2004年8月27日汪桐教授写给学校的遗体捐献申请书，质朴的语言、赤诚的情怀，震撼人心。在他70岁时，他就曾向学校表达捐献遗体的意愿。2004年8月，当安徽省红十字会在皖南医学院建立遗体（器官）捐献接受站时，汪桐教授第一个报名捐献，开创了皖南医学院教职医护员工遗体捐献事业之先河。

汪桐教授的儿子汪一江教授和汪一汉教授流着泪回忆父亲捐献遗体前后的点点滴滴。他们无法忘却三次家庭会议上父亲坚决的态度，更无法忘却父亲在去世前对捐献遗体的再三叮嘱。尽管在内心深处，他们不愿意接受父亲去世并捐献遗体的事实，但是他们理解父亲，他是一个把自己毫无保留地献给一生热爱的医学事业的人，是一名以身作则、德高望重的人民教师，是一位毫不利己、专门利人的优秀共产党员。

"活着的时候能够做一些对国家和人民有意义的事情，死后如果还能够为医学事业和教育事业发挥最后的光和热，这是令我感到最快乐的事情。"汪桐教授这样对关心他的人解释自己捐献遗体的初衷。得知他签订了捐献遗体的协议，大家都被他的善举所感动。汪桐教授用无私的奉献，谱写了一首可歌可泣的生命之歌；用实际行动，践行"人道、博爱、奉献"的红十字精神；用一颗爱心，倡导了社会移风易俗的文明风尚；以人格魅力，感召了更多志愿捐献者加入这个神圣的队伍中。

让生理学课变得娓娓动听

一提到生理学这门课，很多人会皱眉头，那些繁杂的图画和深奥的概念经常让初学者如坠云雾之中。但汪桐教授讲授的生理学课却是个例外。他的课堂总是座无虚席，皖医学子都尊称他是皖医"四大名嘴"之一，争相去听他的课。刚下课，他就被同学们团团围住，而他总是不厌其烦地回答，直到下一堂课铃声响起，他才能抽身离开。他

教师篇

的学生潘群皖教授回忆起他上课的情形：没有杂乱的图画，只有清晰的逻辑表述；没有枯燥的概念，只有形象生动的语言，幽默处令人捧腹，开怀后却又令人豁然开朗、茅塞顿开。那留在黑板上的文字和图画，就像印刷出来的一样，清晰流畅。汪桐教授何以能让深奥的知识变得浅显易懂、生动有趣？答案是吃透课本、触类旁通。

汪桐教授常常提醒年轻教师，不要成为教材的复印机，要吃透精髓；不要拘泥课本内容，要联系实际。在指导后学上，汪桐教授精益求精。他的学生杜武英老师说，当年她拿着自己的讲稿向汪桐教授请教，汪桐教授利用课余时间修改，一边修改一边指导，修改了三次才定稿。汪桐教授多次听杜老师上课，直到可以完全放手了他才放心。曾经听过他课的姜国年副教授回忆说，汪桐教授上课语调柔和，却很有感染力，引人入胜；寥寥数语，却意味深长，引人深思。汪桐教授是一位见多识广的学者，是热爱生活的语言大师，睿智幽默，严谨风趣，听他的课总是令人受益匪浅，回味无穷。

汪桐教授把睿智和博学渗透于课堂内外。他的学生汪萌芽教授至今还清楚地记得他研究生入学考试时汪桐教授出的试题，其中有一道题是："血钙降至 6 mg/dL 时，临床上可能出现什么后果？与 Ca^{2+} 在兴奋传递和骨骼肌收缩过程中的作用有无矛盾？为什么？"攻读硕士学位时，汪萌芽公开发表的第一篇文章《矛盾不矛盾——一道生理题的解题思路》就是受到这道题的启发而撰写的，发表在《中国医学生》杂志上。汪桐教授融会贯通的教学思想在这道题中可见一斑。

1974 年，汪桐教授组建了生理学教研室。为了提高教学质量，汪桐教授认真组织教研室全体教师进行集体备课并开展教学观摩活动，还深入课堂随堂听课。在他的带领下，"生理学"逐步成为皖南医学院的优势课程。1986 年，"生理学"学科成为皖南医学院第二批硕士学位授权点。如今，虽然生理学教研室人员几经变迁，但汪桐教授倡导的教学理念和开创的教学传统始终未变，薪火相传。

汪桐教授经常教导教研室的老师，作为高校教育工作者，对于教学和科研工作，两手都要抓，它们犹如鸟之双翼，少了任何一个，教育教学工作都会受到影响。他在埋头于针刺原理与经络实质研究的同时，从不放松对教学的研究。早在20世纪70年代，他就开始摸索电化教学手段的应用。他自制了生理学教学幻灯片和模型教具并在全国推广。在多次全国学术会议上，汪桐教授积极交流了改善生理学理论和实验教学的经验和做法。他撰写了很多富有真知灼见的教学论文，给广大教师以启迪。济宁医学院原党委副书记、院长白波教授2008年来皖南医学院指导本科教学评估工作时，念念不忘汪桐教授的教学论文。他说，如果不是因为受到汪桐教授教学论文的影响，他也许至今都不会走上教学岗位。言辞间满是对汪桐教授的钦佩和感激。汪桐教授自制的教学幻灯片以及关于改进实验教学方法的论文曾获校优秀教学成果奖二等奖。他的"强化教学手段，提高生理学实验教学质量"课题成果荣获安徽省教育厅优秀教学成果奖二等奖。

独树一帜的"经络实质的二重反射假说"

汪桐教授在科研工作上孜孜不倦，求真务实，勇于创新。在30多年的生理学研究中，他不囿于陈规，不拘泥传统，融西医研究与中医研究为一体。自组建中西医结合研究室以来，他带领不同研究领域的学者朝着中西医结合的方向共同迈进，使中西医结合研究室得到快速发展，在教学科研领域取得了显著成绩。

经络是中医基本理论的一个重要核心，经络研究是国家和国际的重大生命科学课题。汪桐教授在多年的研究中，深刻体会到经络研究是一项难度很大、探索性很强的研究课题。明知山有虎，偏向虎山行。执着坚韧的汪桐教授带领科研团队在经络研究领域艰难跋涉。通过反复实验，在证实了长反射在针刺效应、循经感传激发中的作用基础上，1977年，他提出了"经络实质的二重反射假说"，在国内经络实质研究

教师篇

领域独树一帜。之后又不断用现代神经生理学证据进行论证和发展，对经络实质研究起到了积极的推动作用。这一假说，奠定了汪桐教授在经络实质研究领域的专家地位。

汪桐教授是一位不知疲倦的跋涉者。简陋的实验室里总能看见他忙碌的身影。为了一个数据，他周而复始，一遍又一遍重新做实验；为了设计实验步骤，他废寝忘食、通宵达旦。操作、记录、核对，再操作、再记录、再核对……他以对科学负责、对生命负责的态度一丝不苟地开展科研工作，以忘我的精神和昂扬的斗志摘得一项又一项科研硕果。他主持了"八五"国家级经络攀登计划项目，并在省级以上专业杂志发表论文115篇，参与编写著作10部，其中，《现代中医生理学基础》是国内第一部中西医结合生理学著作。1995年，由他主持的"针刺效应循经感传与二重反射短反射关系的实验研究"项目成果获安徽省高校科技进步奖一等奖。此外，他的论文曾获安徽省科技进步奖四等奖两项，有的论文被全文译成日语并在日本发表。他参与"循经感传和可见的经络现象的研究"，是国家中医药管理局1991年度中医药科技进步奖一等奖获得者之一。他带领的科研团队曾荣获安徽省"科技工作先进集体"称号。自1993年起，他享受国务院政府特殊津贴。1997年10月，即将退休的汪桐教授受聘担任安徽中医学院经脉脏腑相关研究中心客座研究员、教授，进一步与同行合作，共同为阐明经络和脑的功能而继续探索。

汪桐教授治学严谨，他从不轻率地开始某项研究。宣城地区人民医院的李阳春医师回忆说，在白蚁研究过程中，他和汪桐教授一起去江西省鹰潭市白蚁研究所，汪桐教授深入研究所仔细了解白蚁的生长、防治情况，对其中的操作过程和产品的研发更是详细询问，不放过一丝细节。汪桐教授查阅了《本草纲目》等各类医学著作，在报刊上寻找白蚁研究方面的最新报道，并关注国际上白蚁研究方面的最新信息。在全面搜集资料和信息的基础上，汪桐教授才开始着手研究，在白蚁研究和药用研发上取得了一系列成果。

在繁忙的教学和科研工作之外，汪桐教授十分关注医学事业的发展。1987年，他主持编制的"安徽省医药卫生科技发展规划"荣获安徽省科学技术进步奖三等奖。在担任安徽省生理学会理事长期间，他积极开展学会工作，加强与全国生理学会和其他各省学会的交流，扩大了安徽省生理学会的知名度，两度被省科学技术协会评为学会优秀干部。

退休后的汪桐教授依旧活跃在教学和科研阵地。他受聘担任皖南医学院老年医学研究所所长，给老年人开设营养学课程。1996年9月，其因在老年教育事业中成绩显著而被安徽省老年大学协会评为全省老年大学系统优秀教师。即使在身体不适、腿脚不便的情况下，汪桐教授也坚持定期去生理学教研室走一走，了解教研室工作开展情况。为了掌握生理学研究最新进展，他不顾年迈体弱和行动不便，坚持乘火车参加全国生理学会年会，再把自己了解到的情况告诉教研室的老师，鼓励他们做好教学与科研工作。

德高望重的良师益友

汪桐教授严于律己，宽以待人，无论是在教学与科研工作上，还是在日常生活中，处处体现高风亮节。一次，因患病而行动不便的汪桐教授出门打车，临下车，他一遍又一遍地向出租车司机表达歉意："真对不住啊！因为我行动不便，耽误你很长时间。"下了车，他轻轻地关上车门。出租车司机被这位儒雅和善的长者所感动，一直注视着他走远了才把车子开走。

他的学生杜武英提起他，就像是在谈自己的父亲。她说，在学生眼里，汪桐教授既是一位严师，更是一位慈父。她忘不了在她遇到困难时，汪桐教授和他的夫人多次到她家和她倾心交谈，给她提供生活帮助和学术指导。汪桐教授对学生总是有求必应，生活上像父亲关爱

教师篇

自己的孩子一样对学生嘘寒问暖；学术上为学生提供力所能及的帮助，如帮他们联系科研院所，为学生的科研创造良好条件。即便学生毕业了，他也要通过电话了解学生的生活、工作和学术情况。

汪桐教授以人格魅力感染了很多人。从20多岁开始，他的家里总是聚集着不同专业的学子和志同道合的朋友。汪桐教授博学而谦和，他总是耐心地倾听大家的诉说，为他们分忧解愁，帮他们出谋划策，为他们指点迷津，大家都乐意和他一起分享快乐，探讨人生。汪桐教授省吃俭用、衣着朴素，却从不吝啬帮助他人。每年的捐资助学或者救灾活动中，他总是出钱最多的人员之一。他从不苛求别人，即便年轻人犯了错，他也以幽默的玩笑化解尴尬，以豁达的心胸委婉劝导，在别人不知情的情况下帮助他们改正过失。他有很多学生，也有很多忘年交，人们愿意登门拜访他。与他交流，如沐春风，让人感到安详而快乐。他渊博的知识总能给人以启发，令人精神振奋。

汪桐教授永远地闭上了眼睛，他把一生献给了挚爱的医学事业，作为一名纯粹的马克思主义者，他在生前为党和人民的事业鞠躬尽瘁，死后把身体献给医学事业，为人类揭开身体的奥秘和寻找医治疾病的良方做出最后的贡献。

遗体捐献事业功在当代，利在千秋，但是受制于传统观念，这项事业目前仍举步维艰。汪桐教授敢于身体力行，打破传统习俗，志愿在身后捐献遗体，供医学教学和研究使用，以赤子之心和博大胸怀为后学上了最深刻、最感人、最生动的一课。汪桐教授的人道精神与日月同辉，博爱情怀与山河同在，奉献意识与天地共存，他在豁达洒脱中谢幕人生，在心地无私中彰显伟大。

高尚是高尚者的墓志铭，汪桐教授为我们树立了一座永远的丰碑。

【榜样力量】一个人生命的长度是有限的，但生命的宽度是无限的。汪桐教授，作为教师，他严于律己，宽以待人，是青年教师和学生心中德高望重的良师益友；作为医学院教授，他融西医研究与中医研究为一体，在教学与科研领域取得了显著成绩；作为皖南医学院首位遗体捐献者，他的家人帮他兑现了承诺，用大爱诠释了生命的意义，用神圣的方式续写着教师职业的荣光。他在世是"燃灯者"，终生以渊博的知识教育人，以高尚的情操感染人，逝世后，"大体老师"①的神圣称号使他成为永远的"燃灯者"，指引一代又一代医学生践行医者初心与使命，守护人民群众健康。

【实践践行】"我不知道您是谁，但我知道您为了谁，您为医学献身，让我们全面、直接了解人体结构。每一次触摸您的骨骼，找寻您的血管，都会让我铭记一生。我一定会用您教我的知识去拯救更多生命，不辜负您的良苦用心……"每次读到学生们写给"大体老师"的感谢信，皖南医学院基础医学院人体解剖学教研室丁艳霞老师都会感动得流泪。这是学校所有医学专业学子必上课程"人体局部解剖学实验"的课后作业——写一封带有真情实感的感谢信。

在汪桐教授"大体老师"的感染下，安徽省红十字会遗体捐献皖南医学院接受站，自 2005 年以来建立了捐献者的档案和数据库，制定了《安徽省红十字会遗体捐献皖南医学院接受站工作细则》等文件，截至 2023 年底，已接受 345 人捐献的遗体。皖南医学院特别建立网上祭奠馆，常态化开展缅怀活动，号召更多志愿者加入宣传遗体捐献的队伍，让青年学子感恩"无语良师"，引导他们坚定职业理想，为医学事业贡献自己的力量。

教师篇

---

① 医学界对遗体捐献者的尊称。

援外医疗为国家争光　无私奉献促文化交流

——记全国援外医疗工作先进个人周玉森

2013 年是我国援外医疗队派遣 50 周年。2013 年 8 月 16 日，中共中央总书记、国家主席、中央军委主席习近平在北京人民大会堂会见全国援外医疗工作先进集体和先进个人代表。其中，皖南医学院弋矶山医院宣传科原科长周玉森同志是全国援外医疗工作先进个人代表之一。

业绩显著，选拔派遣

党中央高度重视国际援助中的人才建设问题，援外工作面对的是其他国家的不同群体，其复杂性和严肃性对工作人员的综合素质提出了很高要求。"外事无小事"，援外工作涉猎范围广，内容丰富，常涉及政治、经济、文化、科技、军事、教育等多个领域，不容一丝一毫失误。因此，人才是关键，尤其是翻译人才的培养，是国际援助事业的重要条件。优秀的翻译人才在援外事业中起着不可替代的沟通交流作用。

周玉森，1979 年毕业于北京大学阿拉伯语语言文学专业，业务功底过硬，且一直把学习贯穿于工作和生活中，从不放松对阿拉伯语和英语的学习。在工作上，他更是勤勤恳恳、兢兢业业、任劳任怨，有强烈的责任心，凡事身体力行，团结协作。他一直保持着虚心好学的求知精神和忘我执着的敬业精神，受到同事的普遍尊重和赞许，曾被评为皖南医学院先进工作者。当时援外工作是按计划招生的，作为安徽省外语储备干部，周玉森做好了随时被派出的思想准备。1981年，受卫生部派遣，周玉森第一次随中国援外医疗队赴也门担任阿拉伯语翻译。工作中，他表现优异，显示出过硬的政治素质和业务能力，没有辜负党和人民的重托和各级领导的信任。他积极服从援外工作需要，先后五次赴也门，每一次都出色地完成工作任务。

五次援外，不负众望

周玉森所在的中国援也门医疗队是我国援外医疗队中规模最大的一支，由南、北两部分组成。南也门由安徽省负责，从1970年1月开始派遣第一批援外医疗队。南也门的工作和生活条件非常艰苦，属热带干旱气候，炎热少雨，4—10月为热季，平均气温37℃，亚丁气温较高，热季气温高达41.8℃。医疗队没有配备空调，电风扇扇出来的风也是热的，宿舍靠洒水降温，热得人们难以入睡。在也门要避免被蚊虫叮咬，因为也门有登革热。周玉森较快适应了恶劣环境，在历次援外工作中，克服了一个又一个困难。无论是作为普通队员，或是担任医疗队总队秘书，还是担任医疗队分队队长，他始终把政治荣誉放在第一位，把为祖国争光，为安徽省、为皖南医学院、为弋矶山医院争光放在第一位，全心全意为也门人民服务，为医疗队服务，主动想办法，积极争取受援国各级政府的大力支持，不断改善医疗队的工作和生活条件，促进了团队协作，维护了国家荣誉和利益。在五次援外工作中，周玉森经历过也门内战，与战友们一道抢救也门伤病员，也承担过中国援外医疗队复派工作等。

教师篇

一次次历险都成为周玉森刻骨铭心的记忆，但对他来说，最具风险、最令人难忘的莫过于30多年前发生在南也门的那次内战。1986年1月13日早上，人们像往日一样，沐浴着亚丁的习习海风。突然，亚丁城内枪声大作，一场毫无预兆的内战爆发了。很快，整个亚丁炮火连天，硝烟弥漫。战火迅速蔓延，遍及首都，尤为严重的是，包括中国大使馆在内的使馆区，中国各经援、承包组所在的亚丁赫尔·木克赛小区，以及阿比扬省中国援外医疗队所在地都是双方激烈争夺的战区，周玉森当时就在阿比扬省中国援外医疗队担任翻译。下午3点左右，突如其来的一声巨响，从几十公里以外的地方传来，把门窗震得哗哗直响。还没等到人们定下神来弄清是怎么回事，救护车的警报声就从远处呼啸而至，医疗队被通知参加紧急救护。刹那间，整个医院成了战前救护医院，被士兵把守着。紧挨医疗队驻地的公路上，不时有装甲车驶过。从没经历过战争的队员们一下子紧张起来，意识到也门发生了内战。队员们觉得应该立即把这一紧急情况向驻亚丁大使馆和医疗总队汇报，请示如何应对突发事件。但通信设施已经被破坏，电视新闻、广播等设施已中断，这意味着南也门的局势很紧张。周玉森靠收听其他国家的阿拉伯语新闻收集与南也门有关的消息，并及时向队长和队员们传达。与队员们相邻的阿比扬省卫生厅厅长也从周玉森这里了解信息。

医院很快住满了伤员，连走廊里都挤满了伤员。从那一刻起，队员们就得不到正常的休息，连吃饭都要轮流抢着时间吃，始终处于紧张的抢救工作中。只要一听见救护车的警报声，队员们就自觉地全部出动。为争取时间尽可能多地抢救伤员，连厨师和驾驶员都穿上了白大褂，戴起了手套和帽子，充当医生的助手，给医生递手术刀、剪缝线、递纱布……由于伤员太多，除重伤员进手术室抢救外，轻伤员就坐在椅子上或躺在地上被救护，有的伤员因送到医院前就流血过多，还没等到抢救就失去了生命，为本来就十分紧张的气氛，增添了许多伤感。由于抢救工作量太大，队员们每天都拖着疲惫的身体回到驻地，又拖着疲惫的身体去医院抢救一批又一批伤员，大家除了抢救还是抢救，"危险"二字早已抛在脑后了。

一周之后的一个下午，中国驻哈达拉毛省的公路组两位专家开着一辆卡车来到中国驻阿比扬的医疗队驻地，并简短传达了国内外交部的指示，他们是奉命冒着危险来接阿比扬的中国援外医疗队的，请大家速速准备，第二天一早全部撤往哈达拉毛省木卡拉港，中国的远洋海轮已在那里等候。经过再三解释，当地副省长终于同意中国援外医疗队暂时全部撤离阿比扬，并且特意为队员们出具一份公文，请沿路哨卡放行并给予方便。队员们平安抵达木卡拉，与早已集中到那里的中国驻也门赛永医疗队、农田组、打井队、公路组等专家组人员汇合，中方人员共有824名。登上了祖国派来的"石景山号"轮，队员们百感交集，热泪盈眶。几天后，队员们乘坐中国民航专机回到了北京。这次救援，充分体现了我国坚实的国力。

回首一次次触目惊心的经历，周玉森感慨地说："如果说坚守是一种信念，那么，但凡有过援外医疗队工作经历的，都对援外工作有一种情结，那就是人总是要对人类有所奉献，尤其是对不同国度的人做出奉献。"周玉森坚信，任何经历都是财富，无论这经历是快乐的还是痛苦的，更何况这种经历是履行一种使命，一种党和祖国所赋予的光荣使命。这也许就是他一直以来在援外工作中身处危险时依然能够坚持下来的精神支柱。

心系祖国，传播文化

在也门进行援外工作期间，周玉森积极主动地定期向受援国汇报中国援外医疗队的工作和生活情况，并依托受援国报纸、电视台、广播电台等主流媒体及时宣传报道中国援外医疗队的工作情况，扩大了中国援外医疗队的影响，极好地维护了我国的国际形象，受到当地百

教师篇

姓交口称赞。通过也门各种报刊，周玉森经常发表中国古代寓言故事，积极宣传中国文化，并出版《中国古代寓言选》（阿拉伯文版），深受也门人民喜爱，也门文化部亚丁分部次长为该书作序。《阿拉伯世界》杂志刊登了序言全文。他还在国内出版《阿拉伯语应用文写作指南》，为阿拉伯语翻译工作者提供了极大的帮助。

周玉森感慨地说："文化交流是民族文化发展和繁荣的生长点，中阿文化交流源远流长，底蕴深厚。外语对于一名语言工作者而言，不仅是一门工具，其本身就肩负着传播文化、宣传文化，乃至于研究文化传承的责任。这就是我在也门工作期间想要宣传中国文化的出发点。"

不畏艰苦，甘于奉献

为保证中国援外医疗队在外顺利开展工作，改革开放初期，中国建立了援外医疗队外语培训制度。也门的官方语言和常用语言均为阿拉伯语，因此安徽省每批援外医疗队出国前都要进行短期外语培训，除了学习阿拉伯语、英语外，还要进行外事知识和受援国风土人情方面的培训。

周玉森不仅负责阿拉伯代表团的接待和阿拉伯语翻译等工作任务，而且在安徽省卫生厅还担任出国人员阿拉伯语培训教学任务。阿拉伯语是比较难学的语言之一，接受培训的都是成年人，而成年人学外语多羞于开口。按照培训要求，队员要在一个月内学会用阿拉伯语问诊，并掌握日常会话简单用语。这对于从字母开始学的成年人来说，谈何容易。周玉森在总结多批培训经验的基础上，将重点放在激发队员学习阿拉伯语的兴趣和训练会话上。他让队员组队登台表演，自编情景对话，相互间有人扮演病人，有人扮演医生，边学边练习边巩固，效果果然不错，既帮助队员们克服了学外语口语薄弱的缺点，又锻炼了与别人会话的胆量。一个月下来，每个人都能编写出100句常用门诊会话和日常生活会话。培训结束时，还能唱一两首阿拉伯语歌。可以说，周玉森独具特色的教学方法在历次医疗队阿拉伯语培训中，调动了队员的学习积极性，取得了较理想的培训效果，使队员能尽快适应工作，在最短的时间内打开工作局面。

由于各方面表现突出，2008年周玉森被卫生部授予"全国援外医疗工作先进个人"称号，受到时任副总理李克强的亲切接见。同年9月，被全国医院报刊协会授予"抗震救灾宣传报道先进个人"称号。2010年，获商务部"中国援外奉献金奖"，被安徽省授予"援外医疗队先进个人"称号。2013年，被人力资源社会保障部、国家卫生计生委授予"全国援外医疗工作先进个人"称号，受到习近平总书记的亲切接见。

"援外医疗工作是一项艰苦而光荣的任务……大家远离祖国和亲人，克服了种种困难，以实际行动铸就了'不畏艰苦、甘于奉献、救死扶伤、大爱无疆'的中国医疗队精神，展示了中国人民热爱和平、珍视生命的良好形象。"习近平总书记在讲话中高度评价了援外医疗队工作，并首次提炼总结出崇高的中国医疗队精神。中国医疗队精神不仅是激励一代又一代医疗队不懈奋斗的强大精神动力，也是中华民族精神的生动写照。周玉森表示，习近平总书记的讲话，激励着医疗队时刻牢记党和祖国的重托，不断增强责任感和使命感；不断发扬中国医疗队精神和国际人道主义精神；不断促进受援国医疗卫生事业发展，改善医疗条件，提高人民健康水平，以精湛的医术和高尚的医德，全心全意为受援国人民服务，为增进中国和受援国之间的友谊，做出新的更大贡献。

【榜样力量】外事无小事，责任重于山。周玉森以过硬的政治素质和业务能力践行中国医疗队精神，不仅不负众望，积极完成工作任务，而且能够心系祖国、传播文化，扩大了我国援外医疗工作的国际影响，提升了中国医疗队在受援国的声誉，增强了国与国之间的文化交流。

教师篇

中国援外医疗队甘于奉献，增进了我国与其他国家民心相通、民意相融，深刻展示了中国人民热爱和平、珍视生命的良好形象。

【实践践行】自1963年，我国向亚洲、非洲、拉丁美洲等地区派出大批援外医疗人员，他们不仅救死扶伤、甘于奉献，而且为受援国培训了大批医务人员，留下了一支支"不走的中国医疗队"，受到了受援国人民的充分信任和普遍赞扬，促进了受援国医疗卫生事业的发展和人民健康水平的提高。国有界，爱无疆。新时代医学生要大力弘扬"不畏艰苦、甘于奉献、救死扶伤、大爱无疆"的中国医疗队精神，立足本职，救死扶伤，让人道主义精神熠熠生辉，为构建人类命运共同体贡献力量。

在教学中开展生命教育的探索

——记皖南医学院人体解剖学教研室教师丁艳霞

丁艳霞，女，1978年9月生，中共党员，博士研究生，副教授，皖南医学院基础医学院人体解剖学教研室教师。自2005年参加工作以来，一直承担人体解剖学教学及科研工作。在近20年的执教生涯中，她深刻体会到，敬业奉献是为师之本，爱心责任是师德之魂。作为一名人体解剖学教师，她在建党100周年时办理了遗体捐献登记，立志在医学生、医务工作者和普通百姓之间搭建起有效沟通的桥梁。

无私奉献，用初心坚定育人使命

"大体老师"是医学界对遗体捐赠者的尊称，又称为"无语良师"或"无言之师"。这些遗体捐献者无偿捐献自己的遗体，用于医学教学和科学研究，为医学事业做出了巨大贡献。遗体捐赠者在过世后8小时内会被急速冷冻至零下30℃保存，在使用前再复温至4℃，以确保遗体的新鲜度，使学生能在最接近真实的人体上进行模拟手术训练。遗体是医学生的第一个手术"患者"，也是他们的老师，让学生能够掌握人体基本知识，感受救死扶伤的深刻内涵。

教师篇

在学习人体解剖之前，老师会讲解遗体捐献方面的知识，培养学生尊重遗体捐献者的自觉，尤其是尊重和爱护"大体老师"。每次课前，学生都会用心哀悼眼前的"大体老师"，因为他们知道，捐献遗体需要极大的勇气和奉献精神，这是为了医学事业做出的无私奉献。

出于对医学的热爱，丁艳霞投入大量精力到人体解剖学的教学中。她通过形象解说知识点和播放解剖结构微视频，让枯燥的文字真正立体起来。实验课上，不再是简单地看标本，她会细心地逐个讲解知识点，拿起手术刀给学生现场呈现清晰的解剖结构。她还将解剖知识和临床实际紧密结合，通过播放一个个真实的临床案例微视频，潜移默化地引导医学生感知、理解和热爱医学事业，以完成医学生向医务工作者的华丽转身。

医学是兼具人文精神和科学精神的一门学科。古有云："夫医者，非仁爱之士，不可托也。"医者怀仁爱之心，才能给予病患希望和温暖，才能不懈追求医术精进，才能在"医"线岗位上常年坚守。在人体解剖学教学过程中，必须使用真实的人体标本，这些标本主要源于遗体捐献。然而当前，医学院校普遍存在"大体老师"匮乏的情况，医学高等教育的顺利开展受到严重影响。丁艳霞在教学过程中，不断思索阻碍我国遗体捐献工作发展的原因，并努力寻找突破口以促进医学教育质量的提升，改变捐献量不足的现状。

根据我国国情民情，丁艳霞提出，遗体捐献宣传教育首先要尊重民风民俗，通过弘扬捐献者的无私大爱，倡导遗体捐献新风尚，逐步推进遗体捐献事业。她认为，要贯彻习近平新时代中国特色社会主义思想，以人民为中心，让遗体捐献在人民和医学从业者之间形成持续不断的良性互动。医学教育工作者要用心用情，助力医学院校教职员工同向同行，培养有温度的高素质医务工作者，助力一线医务工作者始终不忘从医初心，牢记从医使命，让遗体捐献者们"捐"得其所，让已接受遗体捐献者知识沐浴和精神洗礼的医学生和医务工作者现身说法，普及遗体捐献这一壮举的现实意义和深远影响，使社会大众直观感受到遗体捐献的必要性与崇高性，促进大众对遗体捐献的认知，进而提高遗体捐献的普及度。

"医学从业者和人民之间需要搭建有效沟通的桥梁，让遗体捐献者在两者之间形成持续不断的良性互动"，这是丁艳霞的初心。"大体老师"精神体现了对生命的尊重和对医学事业的热爱。他们用自己的身体作为医学教学的"教材"，让学生能够更直观地了解人体结构，更深入地掌握医学知识。同时，"大体老师"精神也传递了一种社会责任感。遗体捐献是一项社会公益事业，需要社会各界的支持和参与。遗体捐献者们用自己的行动呼吁更多人关注和支持遗体捐献事业，为社会的公益事业贡献自己的力量。

身体力行，用行动诠释生命的真谛

作为一名人体解剖学教师，丁艳霞毅然办理了遗体捐献登记。在她的带领下，人体解剖学教研室及实验实训中心建立了针对不同目标人群的个性化遗体捐献宣传教育体系。

针对在职教师，组织开展一年一度的"'缅怀良师 立德树人'清明缅怀纪念遗体捐献者"活动，表达医学教育工作者对遗体捐献者们深深的哀思和追忆，促进医学教育工作者学习遗体捐献者们的奉献精神、大爱精神，并内化于心。

针对新进教师，开展"致敬无语良师 传递人间大爱——皖南医学院新进教师入职第一课"宣讲，邀请新进教师参观人体解剖标本馆及遗体捐献接受站，感受"大体老师"敬佑生命、救死扶伤、甘于奉献、大爱无疆的精神，促进新进教师对医学院校特有的思政元素"遗体捐献"有全新的认识，开启他们挖掘课程思政元素与专业教学融合的第一步。

针对医学生，开设"无言之师有语，且语重心长"课程思政专题

教师篇

课，介绍我国遗体捐献的现状、遗体捐献者们的感人事迹等；要求学生在每次观看或操作前后均要鞠躬致敬致谢；安排学生自行设计"致大体老师的感恩卡""致大体老师家属的感恩卡"等，用于遗体捐献回访慰问活动。在解剖学教学过程中，当亲眼看到遗体器官时，学生深切感受到生命是肉体与精神的完美结合，是智慧、力量和一切美好情感的统一。通过解剖学课堂的特殊环境，教师有意识地引导学生体会生命的意义，帮助学生深刻体会生命之脆弱、有限和来之不易。这特殊的场景，胜过千言万语，教师通过一些案例画龙点睛，引导学生敬畏生命，真正理解医学生誓言的真实含义。

针对社会大众，精心录制"无言之师有语，且语重心长——皖南医学院医学生第一课"宣传视频。视频以一名即将迈入大二年级的医学生的视角，回顾学医第一载，"无言之师"在传授医学基础知识中发挥的不可替代的作用和根植从医信念的深刻体会与感触。通过"他"对"无语良师"感恩之情的真实流露，向社会大众展现遗体捐献对于医学教育的意义。该宣传视频避开传统的说教方式，有力地促进了遗体捐献知识的普及。视频在学校、附属医院、多个市红十字会和中国青年报等官方新媒体公众号上发布，发布当月点击量达2.5万余人次。视频获学校第六届网络教育优秀作品比赛一等奖，并被安徽省教育厅推选参加第六届全国高校网络教育优秀作品推选展示活动。

2022年底，丁艳霞参与打造的"传'人间大爱'之美 感'无语良师'之恩"项目先后入选芜湖市、安徽省和全国"终身学习品牌项目"。

"无语良师"用他们的大爱言传身教，诠释"仁心仁术"的深刻内涵。致敬"无语良师"，是为了让医学生学会尊重生命、敬畏生命，进而培育医者仁心，担负起护佑生命、维护健康的责任和使命。一位"大体老师"曾留下遗言："宁愿医学生在我身上划上千刀万刀，也不愿他们在患者身上划错一刀。"丁艳霞深知遗体捐献对医学教育的重要作用，在教学中逐步向周围人宣传遗体捐献的意义，用一份无私的爱传承生命。这不仅是对医学教育本身的深化，更是对社会责任的积极担当。通过"大体老师"，医学生可以更好地了解人体结构和器官功能，掌握手术技能，为医学事业的发展提供有力的支持和保障。

【榜样力量】用质朴浇灌梦想，用匠心孕育希望，丁艳霞在平凡中坚守初心，在坚守中绽放光芒，以爱为底色，对生命教育进行探索，成为一名有温度的教育者。在丁艳霞的感染下，一批批志愿者不断涌现。皖南医学院特别建立网上祭奠馆，常态化开展缅怀活动，这不仅是对学校历史和文化的传承，更是对遗体捐献事业的一种推动，有助于提升青年学子对遗体捐献的认知，进一步引导他们坚定职业道路，为医学事业贡献自己的力量。

【实践践行】习近平总书记曾勉励广大党员干部和青年同志：不忘初心、牢记使命，勇于担当、甘于奉献，在新时代的长征路上做出更大贡献。"种得桃李满天下，心唯大我育青禾"，三尺讲台托举莘莘学子的梦想，这是人民教师的奉献；"青山处处埋忠骨，何须马革裹尸还"，这是保家卫国的战士的奉献。人的生命都是有限的，以小我成就大我，才能拓展人生的宽度和深度。涓涓细流汇成滔滔江河，一个人的无私奉献带来个体价值的提升，千千万万人的默默付出，汇聚的是国家发展进步的磅礴力量。作为整个社会中最积极、最有生气的力量，广大青年应当坚定"志不求易者成，事不避难者进"的勇气和信念，踔厉奋发，志在高远，攻坚克难，勇做走在时代前列的奋进者、开拓者、奉献者，同亿万人民一道，在矢志奋斗中谱写新时代的青春之歌。

以研促教　以"体"育人

——记皖南医学院体育教研室教师朱二刚

"速度再快一点……发球有点高了……""刚哥，这球打得可以吧！""骄兵必败，你要记住这个道理……"这是皖南医学院公共基础学院（创新创业学院）体育教研室教师朱二刚的训练日常。朱二刚，男，汉族，1982年3月生，硕士研究生，教授。他是学生口中亲切和善的"刚哥"，先后担任学校田径队、羽毛球队教练。转眼，他已经在动静结合中为皖南医学院奉献了15年。

坚守初心，为成长蓄力

朱二刚思想觉悟高，不断强化自己的理想信念，对党忠诚、政治过硬，敢于担当、勇于作为。朱二刚认真学习党的路线方针政策，自觉遵守学校的各项规章制度，尊重、了解并严格要求学生，处处、事事、时时严格要求自己，自觉践行社会主义核心价值观，积极参加上级和学校布置的学习活动，具有良好的职业道德和社会公德，在平凡而繁琐的教学工作中，脚踏实地，埋头苦干，圆满完成教研室、学院和学校交给的各项任务，受到学生、同事、领导的一致好评。

基于"三全育人"理念，朱二刚致力于构建以体育俱乐部课程为主体，以体育代表队为平台，以课外阳光体育为有效补充的"一体两翼"校园体育活动体系，设计并培育出"崇运动、爱生命、尚健康、美生活"的体育特色文化，将本科高年级、研究生阶段体育教学纳入培养方案，帮助医学生主动实现体育锻炼"五年不断线"。同时，朱二刚充分领会"三全育人"理念下的医学院校公共体育课程一体化育人模式，围绕可量化、可测量、可回溯的成果指标来设计教学目标，强调学生的主体地位与需求和公共体育课程对医学人才培养的价值，促使学生体育能力和体育欣赏能力等得到明显提高，体育精神得到不断强化和弘扬。

以体育人，为青春赋能

　　朱二刚以体育课程为基础，充分挖掘学校体育教学工作中的思政元素，在向医学生传授体育基本理论、基本知识与技能，提升其体育素养的同时，注重提高医学生的医体融合能力，促进其全面发展。他充分利用现代教育技术开展线上线下混合教学，构建双线混融教学模式。他坚持"举校办队"理念，以体育运动会和阳光体育系列竞赛为抓手，通过公共体育课程一体化育人模式的构建与实践，帮助学校体育代表队在2018—2023年省级以上比赛中获得金牌14枚、银牌26枚、铜牌25枚。他长期担任校羽毛球队教练，利用课余时间积极组织训练，本着不怕困难、不畏艰苦的精神，严格要求自己，圆满完成训练任务。在2022年安徽省第十五届运动会高校部羽毛球比赛中，指导的学生获女团第一名、女双第一名和第二名的好成绩，充分彰显了学校持续深化体育俱乐部制改革的显著成效，也展现了皖医学子积极进取、拼搏向上的良好精神风貌。

　　在运动队课余训练中，朱二刚还时刻督促学生学习，帮助学生实

教师篇

55

现训练和学业的相互促进、协同发展，为大力推进校园体育文化建设贡献自己的力量。他参与指导的体育代表队共获奖学金314人次，其中，31人次获国家级奖学金，93人次获校级奖学金，52人次获校"三好学生""优秀学生干部"等荣誉称号，103人加入中国共产党。

动静结合，为体育筑基

朱二刚不仅把"动"做到了极致，更在科研的"静"中不断突破。在"健康中国""体医融合""体教融合"的大背景下，他时刻关注体育科学前沿和热点，并结合教学实践对热点问题进行研究和探讨，努力提高自己的科研能力和业务水平。在教学和训练过程中，他坚持差异化教学原则，不断推进"五育并举"教学理念，以体育俱乐部为依托，潜心教书育人，出色地完成了各项教学工作，并参与组织开展校运动会、学生体质健康测试等各项工作，超额完成教学工作量。他坚持以学生为主体，贯彻"健康第一""终身体育"意识培养，注重深化医学院校公共体育课程俱乐部制改革，构建了伤残、肥胖、瘦弱、普通学生和运动队等群体的差异化教学模式，重视学生健康和个性的发展，激发学生积极乐观的生活态度。

朱二刚突出强调课程思政元素的融入和个别化教学原则，尽量使每个学生都有适合自己的活动方式，增强了学生的自信心，使学生了解到自己在群体中的重要性。他在授课中关心学生，坚持将运动技能与育人相结合，对学生严格要求、严格考核、严格管理，并在科学研究方面取得了良好的成绩。他主持了2021年度教育部人文社会科学研究一般项目、2021年度安徽省哲学社会科学规划一般项目、2021年度安徽省高校优秀青年人才支持计划重点项目各1项，公开发表三类及以上中英文论文11篇。2021年，朱二刚入选皖南医学院第四批学术和技术带头人后备人选。朱二刚深入学习和践行体育精神，在认真做好本职工作的同时，努力创造高质量科研成果，为学校的发展做出应有的贡献，为加快体育强国建设和实现中华民族伟大复兴贡献力量。

【榜样力量】2019年2月1日，习近平在考察北京冬奥会、冬残奥会筹办工作时强调："发展体育事业不仅是实现中国梦的重要内容，还能为中华民族伟大复兴提供凝心聚气的强大精神力量。我们要弘扬中华体育精神，弘扬体育道德风尚，推动群众体育、竞技体育、体育产业协调发展，加快建设体育强国。"以"体"育人作为新时代育人体系的重要一环，在大学生的教育中发挥着越来越重要的作用。朱二刚从体育理论、体育科研、体育实践、体育教学等角度，深入挖掘以"体"育人的大思政作用，在增强学生身体素质的同时，丰富学生课余生活，为学校取得荣誉。

【实践践行】党的二十大报告提出："广泛开展全民健身活动，加强青少年体育工作，促进群众体育和竞技体育全面发展，加快建设体育强国。"体育，不仅是提高人民健康水平的重要途径、促进人全面发展的重要手段，也是促进经济社会发展的重要动力、展示国家文化软实力的重要平台，更承载着国家强盛、民族振兴的梦想。体育强国的基础在群众体育，在体育强国建设的新征程上，我们要科学研判新形势，聚焦重点领域和关键环节，深化改革创新，不断开创体育事业发展新局面，让人民群众在参与各项体育活动中产生对美好生活的获得感、幸福感，推动我国由体育大国向体育强国奋力迈进。

教师篇

去尽浮华寻本真　弦歌不辍求美新

——记皖南医学院医学微生物学和医学免疫学教研室教师刘辉

　　刘辉，女，汉族，皖南医学院基础医学院医学微生物学和医学免疫学教研室教师，副教授。1991年留校任教，热爱医学教育事业，初心不改，潜心教学，认真对待每一节课、每一位学生，认同"唤醒式"教学，努力打造优质课堂，重视课外师生沟通，传授知识和技能，关注学生人文精神和良好医德的培育，教学效果优良，教学成果丰硕。

转变教学观念，探究创新模式

　　教师如何成为学生成长的引路人，高校如何培养适应时代发展需要的复合型、创新型人才，是值得每个教育者深思的问题。多年来，刘辉始终坚持"以学生为中心"的人才培养理念，兼顾现实性和前瞻性，在课程体系上不断谋求创新。她所承担的医学微生物学和医学免疫学课程内容都很枯燥繁杂，尤其是医学免疫学课程，由于理论抽象难理解、学科容量扩充快、学时有限等，是医学生眼中的"老大难"课程，一直陷于"教者难教、学者难学"的教学困境中。"医学免疫学教学何去何从"是一个挥之不去的问题。她积极主动求变，努力学习信息技术，创建了优质在线学习资源，率先构建了线上翻转课堂教学模型，确保线上教学与线下课堂同质，线上线下的每个惊喜、屏幕内外的每份守望，犹如一缕缕微光，汇聚成炬，相互点燃，彼此温暖。

她从教学问题出发，围绕"如何激发学生学习的内驱力""如何延伸学习时空""如何开展过程评价""如何实现课程价值引领"等开展研究，从2012年探究合作教学改革，到2015年尝试翻转课堂，再到2020年线上翻转课堂、6个周期的混合式教学探索，她执着于精益求精、持续优化的教学创新。

她在多年教学积淀基础上，将信息技术与传统手段、课内与课外、线上与线下结合，构建了"基于OBE教育理念，以学生为中心的医学免疫学BOPPPS线上线下混合大课堂"，通过营造"乐学、向美、明辨、尚行"的医学免疫学课程文化，彰显免疫学之"美、新、趣、实"的特点，重视学生自主学习、探究创新、合作表达等综合能力的培养，以及医学人文的传播、临床思维的启迪、生命健康理念的树立、良好医德的培育。

在备赛第二届全国高校教师教学创新大赛期间，学校充分利用雨课堂、腾讯会议等现代信息技术平台举办多场线上讲座和分享会，邀请上届获奖教师传经送宝，组织技术专家帮助打磨参赛作品。刘辉就备赛情况进行了深入交流，从课程创新思路的明晰、课程实录拍摄思路的缕清、课堂教学改革着力点的落实、课程创新报告的完善等方面，进一步加深了对大赛理念的理解和对参赛技巧与方法的掌握，最终她凭借扎实的教学功底、优秀的专业素养和丰富的教学创新成果获得了安徽省赛一等奖，创造了皖南医学院在该项赛事中的最佳成绩。

课程创新也带来了丰硕的教学成果，她主持省级重大教研课题1项、省级质量工程项目3项；以第一完成人获省级教学成果奖一等奖1项、二等奖1项；以第一作者发表二类、三类教学论文4篇；副主编或参编教材5部；指导本科生科研项目5项（国家级2项、省级1项、校级2项），指导本科生发表一类论文1篇、三类论文1篇，指导本科生获

教师篇

59

校第五、六届"互联网+"大学生创新创业大赛银奖2项，第十一届安徽省"双百"科普创意创新大赛三等奖1项。

在不断创新课程模式的过程中，刘辉充分认识到，专业认知教育的目的并不是简单地让学生了解所学专业，而是要通过系统规范、循序渐进、讲练结合的专业认知教育，帮助学生树立良好的专业观念、专业意识和专业精神，提升专业认同感，明确专业内涵及目标，为其专业能力的发展注入不竭动力。

薪火传承共成长，以老带新谱辉煌

在教师队伍青黄不接时，她坚守平凡。由于教研室人才外流、扩招学生数锐增、人才引进尚未跟上等原因，教研室一度出现"教师荒"。此时，她扛起了医学微生物学和医学免疫学两门课程教学的双重重任。

作为一线教师，她承担起这两门课程专科、本科、研究生不同层次的理论、实验教学工作，教学任务繁重，年均教学工作量高达500学时。1996—2008年，她从事教研室秘书工作，一做就是12年。2008年至今，她先后担任教研室副主任、主任。几十年如一日，她既是充满教学热情的一线教师，也是尽职尽责的教学服务者，忙碌于教室、实验室、办公室、会议室……忙碌于备课、授课、辅导学生、分析试卷、编写大纲、整理教学档案、总结教学成果……从教学准备到教学实施，从教学计划到教学总结，琐碎中欣然，平凡中释然，任劳任怨。

除此之外，她还积极开展"传帮带"，重视对青年教师的培养。教研室每学期都会组织新老教师进行集体备课，每位教师就教学内容从教学重点、难点、方法、课时、困惑等方面进行交流。针对青年教师的备课内容，刘辉常提出意见和建议，反复打磨教学设计。思维的碰撞，点燃了智慧和创新的火花，让每堂课的设计达到最优化，从而实现教学设计的创新。青年教师通过听课学习刘辉的教学方法和教学设计，并结合自己的专业内容和实际情况，予以吸纳并创新，再应用到自己的课堂中。作为经验丰富的老教师，刘辉主动挑起"老带新"的担子，通过听评课给予青年教师反馈，帮助他们改进教学方法和教学设计。刘辉积极发挥优秀教师的"传帮带"作用，指导多名青年教师在第三届全国高校教师教学创新大赛安徽省赛中取得二等奖、三等奖的好成绩，推动学校教育教学质量快速提升。

作为教研室管理者，她着力进行课程建设、教师队伍建设，打造优质课程团队。一直被学生视为"老大难"的医学免疫学课程，通过持续课程改革，已经被大多数学生喜欢，并于2023年被教育部认定为第二批国家级一流本科课程。

玉壶冰心化春风，向美求新育桃李

在平凡的教学旅途上，刘辉向美求美，以春风化雨之爱担春泥护花之责，做学生的良师益友，在发现美、追求美、创造美中实现知识传授、能力培养、价值引领。

2006年，刘辉发表了一篇教学论文——《免疫学教学中的美学思维》，提出要引导学生感受免疫学之哲理美、抽象美、奇异美，使免疫学教学进入一种传播美与追求美、发现美与体验美的互动佳境中，从而提高教学效果。

2012年，她创建4个临床案例，即"神奇的青霉素""邻家女孩的烦恼""飘动的红丝带""我的器官留给你"，并将案例应用于临床免疫学的合作探究式教学中，唤起学生的探究欲望，引导学生成为主动探索者与合作者，将创新、奉献、健康理念与生命意识传递给学生，在学生心中播下爱与美的种子。

2019年，她开始课程思政教学探索，追求以情感人、以理服人、

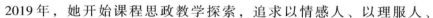

教师篇

以美化人、以行动人的隐性思政课程。她通过全方位教学改革，充分挖掘学科文化特征，重塑医学免疫学课程文化，营造出"乐学、向美、明辨、尚行"的特色文化氛围；通过原创《免疫学之歌》让学生听唱，开展师生共讲免疫学家故事、课堂辩论、免疫科普活动等多样化教学，引导医学生感悟免疫学发展历史的人文之光、生命之重，体会免疫原理中的科学之魂、哲理之美。

她的特色思政课程受到学生广泛好评。她的课程思政教学案例曾获学校"五育并举，立德树人"教学案例比赛一等奖，其本人获评学校"十佳课程思政优秀教师"和安徽省线上教学名师。她以一寸丹心坚守，追求润物细无声，凸显课程育人价值。

30多年来，她在困难中坚守平凡，在平凡中追求卓越，在迷茫中致力创新。她以满腔热情执着于长期的教学改革实践，形成了独特的医学免疫学教学策略，得到了专家、同行、学生的认可和好评。一张张教学案例、教学成果、教学比赛等奖状背后，是"玉壶冰心化春风，向美求新育桃李"的教育情怀，是努力将免疫学之"美、新、趣、实"的种子播撒在学生心田、期待开花结果的平凡坚守，是立师德铸师魂、潜心教书育人的真实写照。

【榜样力量】创新是民族进步之魂。当今，创新已成为推动社会进步的核心动力。教育领域亦不例外，培养学生的创新素养已经成为教育的重要目标。一方面，刘辉通过创新课程内容，将最新的科研成果融入课程中，让学生接触到最新的知识和思想，从而激发他们的灵感。另一方面，她通过利用现代教学手段打造更具创新性的课程形式，为学生提供更为丰富的学习体验，让他们在互动合作中碰撞出创新的火花，从而激发他们的创新潜能。提升学生的创新素养并非一蹴而就的事情，需要不断探索，我们要持续关注教育实际，不断更新教育理念和方法，创造更好的教育条件和环境，采用科学有效的教学方法和手段，最大限度地挖掘学生的创新思想、创新能力、创新人格和创新精神，以实现培养和造就人才的目的。

【实践践行】强国必先强教，强教必先强师。建设社会主义现代化强国，对教师队伍建设提出新的更高要求。一方面，人才培养，关键在教师，教师是学生成长成才的引路人，是打造中华民族"梦之队"的筑梦人。另一方面，教师是立教之本、兴教之源，加强师德师风建设，关乎立德树人根本任务，关乎国家富强、民族复兴、人民幸福。育才造士，为国之本。青少年阶段是人生的"拔节孕穗期"，最需要精心引导和栽培。要坚持用习近平新时代中国特色社会主义思想铸魂育人，着力推动思政课程改革创新，引导学生增强"四个自信"，把爱国情、强国志、报国行自觉融入坚持和发展中国特色社会主义事业、建设社会主义现代化强国、实现中华民族伟大复兴的奋斗之中，培养德智体美劳全面发展的社会主义建设者和接班人。

坚守育人初心　点亮学生梦想

——记皖南医学院卫生检验与检疫学教研室教师孙恩涛

孙恩涛，男，中共党员，皖南医学院检验学院卫生检验与检疫学教研室教师，博士研究生，教授，硕士生导师。主持省级及以上项目7项，其中国家自然科学基金面上项目1项；公开发表论文87篇，其中SCI收录26篇；获发明专利授权3项；副主编或参编专著和教材15部。先后获安徽省"教坛新秀"、校"优秀教师""优秀党务工作者""优秀班主任"等荣誉称号。

扎根讲台，默默耕耘十七载

孙恩涛自2007年入职基础医学院医学寄生虫学教研室以来，注重提高教育教学能力，虚心向老教师请教，认真研读教学大纲，苦寻教学素材，巧设教学环节，精研教学方法，哪怕是细小的过渡环节都反复斟酌。功夫不负有心人，他在2012年校中青年教师授课比赛中荣获一等奖，2013年被评为安徽省"教坛新秀"。荣誉让他更加明白，只有不断刻苦钻研教学，才能让课堂精彩起来，才能让课程成为"金课"。

2017年检验学院成立，孙恩涛服从学校安排，担任卫生检验与检疫学教研室主任，先后承担"卫生检疫学""细菌学检验""医学媒介生物学"等八门专业课的教学工作。在课堂上，孙恩涛积极践行课程思政理念，将学生的道德品质教育与专业思想教育融入专业理论课教学中，扎实开展实验教学改革。为实现从"教师教为中心"转向"学生学为中心"，他在学院内率先尝试"对分课堂"，将"亮、考、帮"引入日常教学中，把卫生检验与检疫专业技能结合到实验教学中，取得了较好的教学效果。同时，为提高人才培养质量，孙恩涛深入研究卫生检验与检疫专业课程体系建设，积极参与卫生检验与检疫专业培养方案修订工作。近三年，孙恩涛的学生评议优秀率均在99%以上。他主讲的"卫生检疫学"获评2020年安徽省课程思政建设示范课程等，已在安徽智慧教育平台上线。

孙恩涛不仅注重自身教学和科研水平的提高，还十分关心青年教师的发展与培养。他通过组建课程教学团队，开展集体备课、教学示范课、课程思政建设研讨等教研活动，和老师们交心谈心，帮助他们解决教研中遇到的实际问题，促进青年教师快速成长。在他的带领下，7人晋升为高级职称，其中2人晋升为副教授，团队获校教学创新大赛二等奖、三等奖各1项。

科研育人，"晨馨"团队桃李芬芳

教学与科研是高等教育的两翼，也是高校教师成长的一对翅膀。孙恩涛进校后始终以学术科研人的目标要求自己，不断追求进步。他长期致力于医学螨类生态学的理论研究及其在病媒生物检验与检疫领域的应用研究。

《国务院办公厅关于深化高等学校创新创业教育改革的实施意见》颁发后，为帮助学生进入科研创新的"快车道"，孙恩涛坚持"早进团队、早进课题、早进实验室"，积极组建"晨馨"创新人才培养团队，

教师篇

带领学生开展科研创新活动，培养学生的创新精神和创新能力。他一心为生，助力学生的科研梦想，有一次因过度劳累，晕倒在下班途中的公交站台。呕心沥血流大汗，功到迟早成效见。在他的悉心指导下，本科生获批各类项目38项，以第一作者发表论文43篇，其中SCI收录11篇；在创新类竞赛中共获奖56项，其中安徽省二等奖6项、铜奖12项，芜湖市特等奖1项；3名学生因科研成绩突出获评校"十佳大学生"。他指导了85名本科生完成毕业论文设计，毕业论文优秀率达34.12%。作为指导教师，他培养了一批优秀学子，如2019届毕业生尹灿灿成为检验学院第一个考取复旦大学的毕业生，2021届毕业生刘淦考取中国科技大学，成为检验学院第一个硕博连读的毕业生，2023届毕业生方颖在第16届国际蜱螨学大会上全程用英语作学术报告，成为学校第一个在国际学术大会上作报告的本科生。

孙恩涛先后获得芜湖大学生专利创新创业大赛、校"创青春"大学生创业大赛、校"挑战杯"大学生课外学术科技作品竞赛、校"互联网+"大学生创新创业大赛和大学生专利创新大赛等多项竞赛的"优秀指导教师"荣誉称号。在他的带动下，学院的年轻教师纷纷加入"晨馨"创新人才培养团队担任指导教师，目前在训学生60名，研究方向8个。

专业育人，人格魅力塑造新人

教师承载着传播知识、传播思想、传播真理、塑造灵魂、塑造生命、塑造新人的时代重任。2018年，学校开始实施班主任制度。已是教授的孙恩涛主动申请担任卫生检验与检疫专业2018级1班双创导师、2020级2班班主任，这一干，就是5年。入学之初，针对学生普遍对所学专业缺乏认识和了解的情况，他组织开展专业思想教育，指导学生科学规划大学生活。在日常教学中，他带领学生在芜湖海关、疾病预防控制中心和食品药品检验中心等开展专业思想教育校外见习活动，帮助学生实地了解卫生检验与检疫专业的工作领域、工作内容和相关法律法规。他指导毕业年级学生参加全国硕士研究生招生考试，帮助学生选择硕士生导师。在他的帮助下，先后有12名学生调剂成功。当得知学生家里突遭变故生活困难时，他迅速组织教工党员发起爱心捐款活动。他经常与学生谈心谈话，为学生答疑解惑，帮困解难，2021年获评校"优秀班主任"。

孙恩涛在教师岗位上默默耕耘17年，心中谨记"学高为师，德高为范"，始终铭记前辈教导，认真上好每一节课，坚持教研相长、科研育人、专业育人。他以身作则，凭借一腔赤诚，甘作为学生服务的"孺子牛"。"孙老师，我今天离校啦！很幸运在大学期间能成为您的学生。感谢您四年在学习和生活中对我的指导和帮助，给予我最大程度的包容与理解。求学之路遇到您，是我最大的幸运。"学生毕业离校前的告别短信，是对孙恩涛工作的肯定，也是他坚守育人初心、点亮学生梦想的动力来源。

【榜样力量】习近平总书记在关于"四有"好老师的论述中说道，好老师要用爱培育爱、激发爱、传播爱，通过真情、真心、真诚拉近与学生的距离，滋润学生的心田。好老师应该把自己的温暖和情感倾注到每一个学生身上，用欣赏增强学生的信心，用信任树立学生的自尊，让每一个学生都健康成长，让每一个学生都享受成功的喜悦。"学而不厌、诲人不倦"，教育是一门"仁而爱人"的事业，爱是教育的灵魂，没有爱就没有教育。老师的爱，既包括爱岗位、爱学生，也包括爱一切美好的事物，争做符合党和人民要求、学生喜欢和敬佩的老师。

【实践践行】"奉献精神"是一种爱，是对自己事业不求回报的爱和全身心的付出。对个体而言，要在这份爱的召唤下，把本职工作当成一项事业来热爱和完成，从点点滴滴中寻找乐趣，努力做好每一件事，认真善待每一个人，全心全意为他人和社会服务，履行党和人民赋予的光荣职责。医生的职业特殊性使其对奉献精神的要求日益提高，

教师篇

要树立典型榜样，在学生中发挥辐射示范作用，向学生传递自强不息、无私奉献的正能量，使学生自觉养成充满爱心和责任感的奉献精神。同时，学生要不断实践，通过实践—认识—再实践—再认识，成长为知识和技能两手都硬的新时代医学人才。

医理融合探新路　新芽攀枝露春晖

——记皖南医学院医用基础化学教研室教师李祥子

丹心育桃李，热忱洒杏坛。他默默奉献，热爱教师职业，牢记教师初心，坚守着三尺讲台。他教学严谨，坚持一切以学生为中心，积极进行教学探索。他教书育人，将课程思政融入专业教育之中，践行着师者的使命与担当。他积极创新，主编国家规划教材，开展国家级一流课程建设。他用真心、真诚、真情从教，工作敬业，平易亲和。他用一个老师的点点滴滴，帮助新芽攀高枝，讲述着皖医好故事，探索出一条新时代医药人才的培育之路。他就是全国优秀教师、皖南医学院医用基础化学教研室教师李祥子。

牢记责任，奋斗成就梦想

2001 年，刚刚本科毕业的李祥子开始了自己在皖南医学院医用基础化学教研室的教学生涯。那时候，很多事情对于刚刚结束学生时代的李祥子来说是非常陌生的："怎么适应自己的角色转变，怎么才能与学生更好地磨合，怎么才能培育出更优秀的学生"，这些都是当时亟待解决的问题。"那时我刚从学生角色转变为一名老师，可是，在老师的

教
师
篇

行列里，我自己又何尝不是一名'学生'呢？"李祥子自己调侃道。虽然新的角色面临新挑战，新的环境产生新压力，但李祥子丝毫不畏惧，他时常勉励自己：作为一名党员，作为一名年轻教师，理应有"明知山有虎，偏向虎山行"的劲头，不惧怕任何挑战，积极创造精彩的人生。

良好的开始是成功的一半，所以开头十分重要，一定要多下功夫，打好基础。于是，他便将所有精力都投入教学工作中，积极主动，抓住每一个锻炼机会，广泛汲取经验。为了尽快适应新的工作，李祥子虚心学习，主动向老教师们请教，学习他们的教学方法、教学经验。刚开始的一段时间，李祥子每天除了正常工作外，坚持抽时间随堂认真听老教师的理论课、实验课，课下就把上课取到的"教学经"进行梳理和思考，再着手撰写自己的教案讲稿。为了掌握教学内容，他花大量时间对照讲稿反复练习，使课堂授课从一开始的紧张拘谨转变为后来的游刃有余。"工作积极，热情高涨"，这是教研室的老教师对李祥子工作态度的评价。

要做一个全面发展的人，同时也要做一个有准备的人。工作过程是一个不断积累的过程，需要不断丰富"源头活水"，厚积方能薄发。在学习他人和自我总结的过程中，他逐渐形成了一套富有特色的教学方法，如定期召开学生座谈会，开展问卷调查，对学生进行随访等，在此基础上进一步提升自己的教学技能。只有经历风雨，才能见到彩虹。"要给学生一碗水，自己就要有一桶水"，李祥子坚持奋斗，先后攻读了硕士和博士研究生，丰富的专业知识、卓越的教学技能和突出的科研能力，让他在教书育人上更加游刃有余。他攻读材料专业博士后，进一步健全了交叉学科知识体系。他远赴美国马里兰大学，学习国际教学理念。这种爱岗敬业、踔厉奋发的探索精神，激励他在教学之路上勤奋不辍。

经过不懈的努力，李祥子2010年破格晋升为副教授，2015年晋升为教授，先后获评全国"优秀教师"、安徽省首届"教坛新秀"、安徽省"高校优秀青年人才"、安徽省"教学名师"、安徽省学术和技术带头人后备人选、安徽省高校百位"卓越教学名师"、安徽省高校学科（专业）拔尖人才等。

心中有爱，身教言传并重

叶圣陶先生曾说："教师之为教，不在全盘授予，而在相机诱导。"教学是一门艺术，教师传授给学生的不仅仅是知识，还有方法和兴趣，这就需要教师不断研究"换位教学"等教学方法，了解学生的想法，进而做到因材施教，提高教学效果。谈到教学，李祥子娓娓道来："老师都是从学生时代走过来的，相应地更懂得学生，要根据学生的学习需求，努力让教学变得鲜活起来。"如今，李祥子已经熟稔当代大学生的学习特点，也一直在教学道路上摸索更加适合学生的教学方式方法。2010年，他的"医用基础化学教学改革的研究与实践"教学改革成果获校教学成果奖三等奖。

在信息高速发展的时代，教师不能只会教书，也应该面对新变化，积极接受新事物，多方面学习和锻炼。为了提高教学质量和效果，作为化学老师，他不仅熟练掌握化学课程内容，还努力学习计算机基本技能和多媒体课件的制作，并在教学中加以运用。他制作的"溶液渗透压力"课件，在2010年安徽省多媒体教育软件评奖活动中获三等奖。在教学过程中，他发现不少学生对于大学的教学模式不太适应，课堂上遗留的问题经常课下找不到老师询问，于是他萌生了运用远程的方式开展网络辅导的想法。有了这个想法之后，李祥子便着手准备起来，查阅相关资料，了解相关资源信息，请教专业人员，努力克服一个又一个技术难题。功夫不负有心人，2010年，李祥子终于创建了"皖南医学院医用基础化学网络辅导系统"。但是网络辅导系统使用之初，存在一些软件缺陷，加上使用者不熟悉使用流程，所以系统的推广遇到

教师篇

71

一些障碍。为解决这些问题，李祥子又挤出时间推广该系统。由于初期只有部分老师能进入系统与学生互动，所以对学生提出的疑问回复缓慢。于是李祥子就增加进入系统的次数，上午上完课，利用午休时间进行答疑，晚上再抽出时间进入系统，观察学生动态，直到回复完学生提出的所有问题才退出系统。一分耕耘，一分收获。如今，系统运行取得了良好的教学互动效果，教师、学生参与率大大提高，受到学生的普遍好评。2012年，该系统获得校级教学成果奖二等奖。2013年，他主持的"医用化学系列课程的教学改革与实践"教学成果获得安徽省教学成果奖三等奖。

用心便能拉近彼此的距离，用心便能知道学生的真实想法，用心便能看到教书育人的成果。甘为人梯，志作春泥，正是这种爱岗敬业、勤于学习的探索精神，激励着李祥子在教学之路上勤奋不辍，并享受着其中的幸福与快乐。

潜心钻研，引领教学创新

非学无以广才，非志无以成学。作为一名高校教师，李祥子深知教师本身的学养与素质对教学、对学生的影响很大，有了"一桶水"，才能给学生"一瓢水"。为进一步提升自己，他坚持继续深造，2007年取得硕士学位，2011年又取得博士学位。为进一步提高学术水平，李祥子开始在科研道路上艰辛探索。"那段时间，我一方面要完成正常的课堂教学工作和教研室的秘书工作，另一方面还需进行科学研究，通常都是利用工作日中午和晚上、周末及寒暑假等休息时间进行科研实验，几乎没有闲暇的时间。"由于实验室和学校距离较远，李祥子经常往返奔波，时间安排得满满的，整天忙忙碌碌，熬到深夜是常有的事。

由于硕士阶段的研究方向是无机材料，而博士阶段的研究方向又转变为有机材料，研究方向的改变，让在科研方面没有太多经验的李祥子面临前所未有的挑战，但出于对科研的热爱，他还是咬牙坚持下来了。"印象最深的是研究富勒烯的时候，由于样本需要人工精密操作，所以几天几夜我都必须一直守在仪器前，不停地进样，同时还要在仪器前收集分离出来的不同物质，不能有半点走神。那次的整个实验，我一共注射了几千次。"富勒烯的制备、提纯等很复杂，难度极大，但李祥子没有退缩，静下心来深入研究。读博期间，前两年的时间都花费在该实验上，可是实验成果却不理想，这让李祥子很困惑，一度有过放弃的念头。"我记得有一次我终于做出了一个晶体，当时很兴奋，拿着晶体都快跳起来了。可是后来成分分析时发现它仍不是我需要的产物，心瞬间凉了下来，只是空欢喜一场。"但是李祥子还是不断摸索，不断尝试，改变研究方法，坚持做这项研究。有志者事竟成，经过反复失败、反复努力，最终他在博士毕业前完成了富勒烯实验。

宝剑锋从磨砺出，梅花香自苦寒来。多年来，李祥子在很好地完成教学任务的同时，潜心钻研学术，努力攀登科学高峰。在一直从事的纳米材料及富勒烯化学研究中，他通过大量实验和研究，成功解决了难合成、难分离、难表征"三难"问题，取得了令人瞩目的学术成果。他先后以第一作者正式发表教学、科研论文26篇，其中SCI、EI收录的一类论文14篇，获得国家授权发明专利2项，主持省部级、市厅级科研课题9项和省教育厅教学研究项目2项，参编首部国家级规划电子教材1部和省级教材4部。他广泛进行学术交流，参加了第15届亚洲化学大会、中国化学会第29届学术年会、第11届全国大学化学教学研讨会等会议，并作专题报告。同时，他还在学校博士论坛上作科研报告，向师生分享他的科研经验和科研成果。2014年，李祥子被评为校第一批学术和技术带头人后备人选。

李祥子深知教材建设要面向人才培养的时代要求，2007年就积极融入教材编写团队，副主编或参编教材10余部，积累了丰富的编写经验。他结合医理交叉融合人才的社会需要，开展研究，是中国医药科技出版社版《无机化学》纸质教材副主编、数字教材主编，人民卫生

教师篇

出版社版《基础化学》教材主编。他创新实验教材体系，主编《医药基础化学实验与习题指导》，将科研成果编入教材。他获聘首届全国高等学校临床医学专业应用型本科创新规划教材评审委员会委员，服务于医理交叉融合人才的培养。李祥子用自己的行动打造多本培根铸魂、启智增慧精品教材，让学生使用上本校教师主编的教材，充分发挥了教学名师在教材编写中的作用，为培养德智体美劳全面发展的社会主义建设者和接班人提供有力支撑。

瞄准一流，培育课程硕果

2017年，李祥子主持的安徽省高校教学研究重大项目，促进了科教融汇，强化了理实融通，产出了诸多成果，获校教学成果奖二等奖。他开展的安徽省高校教学研究重大项目"新医科背景下基于'四个评价'的教学模式改革及医工交叉人才培养能力提升路径研究"，将教学评价及时贯穿落实在立德树人的过程中，促进了医药复合型人才的培养。李祥子的教学改革发挥了良好的头雁效应，不仅产生了良好的育人成效，同时也激起了他所在教研室教师的教学改革热潮。化学教研室的教学改革进行得如火如荼，师资力量稳居全校前列，先后多次获得校"优秀集体"和"优秀党支部"称号，并获评省级"医用化学教学团队"。

课程是学校育人的基础，是立德树人的"主战场"。李祥子坚持以课程建设为中心，将价值塑造、知识传授和能力培养融为一体。他强化课程建设与创新，主持省级示范课程、省级虚拟仿真课程建设，并获得教育部"拓金计划"示范课程和国家级线上线下混合式一流课程认定。他自创省级慕课平台、网络辅导系统和无纸化考试系统，均投入教学并产生良好育人效果。

激发兴趣，培育科技之星

德国教育家第斯多惠曾说："教学的艺术不在于传授本领，而在于激励、唤醒和鼓舞。"兴趣是最好的老师，基于兴趣的热爱最有可能让一个人取得成功。李祥子创建了"春晖科研兴趣小组"，利用工作日中午和周末时间，走进实验室，指导学生查阅文献、汇报文献、制作课件、使用软件、撰写申报书和科技论文。培养的科研兴趣小组成员中，有2名学生分别获第六届全国医药院校药学/中药学专业大学生实验技能竞赛特等奖、一等奖，5名学生获首届安徽省医药院校药学专业大学生实验技能大赛二等奖（2名）、三等奖（3名），5名学生获安徽省"挑战杯"大学生课外学术科技作品竞赛二等奖，5名学生获安徽省大学生生命科学竞赛三等奖，10名学生获芜湖大学生专利创新创业大赛二等奖等，春晖科研兴趣小组的育人成效逐年增强。

从教20余载，李祥子始终都牢记立德树人的教育初心，践行教书育人的使命与担当。李祥子的授课对象有大一新生，面对这群高中、大学衔接期的"大孩子们"，李祥子给他们送去家长式的关爱和班主任式的提醒，帮助他们快速适应大学生活，师生之间建立了浓厚情谊。面对几百条线上答疑、随时出现的互动QQ群留言，他都认真解答、暖心回复。2015年李祥子被评为校"四有好老师"，2019年被评为校"身边的典型"，2023年被评为校"十佳教师"。

李祥子说："有幸从事教师这一光荣的职业，面对可爱的学生，唯有用心教学，竭力帮助他们成长成才，才能无愧于心、无愧于学生。"初始的火热激情，在岁月里不断沉淀，释放出愈加绚丽的光彩。李祥子始终牢记肩负的责任，恪守初衷，教书育人，在教学之路继续奔跑，用爱和奋斗书写着自己的"教师梦"。

【榜样力量】教育是立国之本，强国之基，民族之魂，它如同灯

教师篇

塔，照亮社会前行的道路，引领文明的进步与繁荣。在这个日新月异的时代，教育的重要性更加凸显，它不仅关乎个体的成长与发展，更是国家竞争力与民族未来的关键所在。教师，是点亮智慧之光的灯塔，其榜样力量在学生的心海中激起层层涟漪，深远而持久。他们不仅是知识的宝库，更是品德的典范。在教育这片充满希望的田野上，教师以高尚的师德为土壤，以无私的爱心为阳光，培育出一代又一代莘莘学子。他们以身作则，用实际行动践行着社会主义核心价值观，让学生在耳濡目染中学会尊重、学会感恩、学会担当。教师的每一次耐心讲解、每一次细心关怀，都如同春雨般润物无声，滋养着学生的心田，让他们在成长的道路上更加坚定、更加自信。

【实践践行】2021年3月6日，习近平总书记在看望参加全国政协十三届四次会议的医药卫生界、教育界委员时指出，要在全党全社会大力弘扬尊师重教的社会风尚，推动形成优秀人才竞相从教、广大教师尽展其才、好老师不断涌现的良好局面。教师是教育事业发展的第一资源，是国家富强、民族振兴、人民幸福的重要基石。教师工作不仅事关社会主义建设者和接班人的培养，事关教育事业改革，更事关社会主义现代化强国的建设。我们要从国家战略高度来认识教师工作的重要性，把加强教师队伍建设作为基础工作来抓，培育"四有"好老师、做好"四个引路人"。广大教师要以习近平总书记的重要讲话精神为指引，不断提高自身的专业素养和道德修养，以更加饱满的热情和更加坚定的信念投入教育事业，为培养更多德智体美劳全面发展的社会主义建设者和接班人而不懈奋斗。

潜心研究，严慈相济　用科研助力教书育人
——记皖南医学院基础医学院细胞生物学研究员吴志浩

行有为之事，实现人生价值；做有为之师，谱写教育新篇章。从教十余载，他深耕课堂教学，凝聚智慧展人生风采；激发育人活力，润物无声守初心使命；聚力科研创新，甘于奉献促学科发展。一支粉笔两袖清风，他用青春滋润一方土地；三尺讲台四季耕耘，他潜心教育培桃李满园。学高为师，身正为范，云山苍苍，江水泱泱，师泽如光，虽微致远。他就是皖南医学院基础医学院细胞生物学研究员吴志浩。

严慈相济，亦师亦友，做学生锤炼品格的引路人

师者，以爱育人，润物无声。工作中，吴志浩在关注学生成绩的同时，积极引导学生锤炼品格，帮助学生养成健全的人格和优良的品质，让学生不仅当一名合格公民，更要当一名炎黄子孙。

为了更好地投入科研，投身教育，至今仍孑然一身的吴志浩将青春都奉献给了学生，教室里、操场上、食堂中……校园的每一个地方都能看到他和学生在一起的身影，无论是寒暑假还是节假日，他都扎

教师篇

根在学生中间，指导实验，撰写论文，聆听心声。"吴老师就像我们的父亲一样，我们一有困难，他就会积极帮助我们解决。"在学生心里，吴志浩既是一位严师又是一位慈父，他热心资助家庭困难的学生，节假日担心学生想家，他就邀请学生去自己家做客；经常自费带领同学们团建，增加团队凝聚力。

陶行知先生说："没有爱就没有教育。"谈及教育理想，吴志浩坦言道："爱学生成长过程中的每一个微小的'闪光点'，实际上是我们教师最大的乐趣。多年的工作经历让我深深地懂得了教育是爱的事业。热爱学生是教师的天职，也是我一生的诺言。"

以爱为桥，倾心教育，做学生学习知识的引路人

师者，浇花浇根，育人育新。他在传授学生知识的过程中，不仅引导学生学什么，更引导学生怎么学，让学生不厌学，精益求精地学。

从教十余载，"上好每一堂课"是他作为教师的初心与使命，"教师要用心教，学生要用心学"是他常挂在嘴边的一句话。细胞生物学的专业课晦涩难懂，大一学生学习有些吃力，于是他经常走到学生中，召开学生思想调研会，与学生谈心，倾听学生需求，不断改进教学方式，以学生喜闻乐见的方式传道授业，将晦涩难懂的专业知识变得生动有趣、易于理解，课程便入情又入理、有趣又有用、走脑又走心。他认为，专业要强、情怀要深、思维要新、视野要广、自律要严、人格要正，想把学生培养成什么样的人，自己首先就应该成为什么样的人。

"上课提问多鼓励，课后辅导要耐心，犯了错误不急躁，错误严重不发火，屡次不改不灰心，问题不解决不撒手"，这是他教书育人最深的体会。每到教师节和他生日的时候，都有众多已毕业和就读中的学子为他送来鲜花和祝福以表达对他的感激之情。

勇于创新，敢于担当，做学生创新思维的引路人

　　师者，如泽如炬，虽微致远。他鼓励学生创新，包容学生在创新时犯错，接受学生提出的新观点、新思想，努力培养学生的创新思维。

　　2016年，吴志浩依托肿瘤微环境研究室，牵头成立了"精准医学"科研兴趣小组，致力于皖南医学院新型本科生的人才培养，找准学校提出的"高素质创新性应用型人才"定位，制定了本科生科学研究素养培养的发展规划和方案。他还积极推进组会模式改革，将之前的单一文献分享和工作汇报改为背景知识介绍、文献分享、学生提问和工作汇报。文献分享后的学生提问环节，让每位学生都参与其中，促使学生阅读大量文献，锻炼了学生的科研思维和整合能力，开阔了学生的眼界，也使学生能及时发现自己课题的问题或逻辑缺陷，及时加以改正并对自己的课题有更深刻的理解。

　　倾心育桃李，桃李硕果丰。他长期坚持教学改革，在教书育人中成绩显著。他指导学生以第一作者发表论文16篇，其中高水平SCI论文8篇，获批国家级、省级大学生创新创业训练计划项目40项，皖南医学院大学生学术科研资助金项目15项；获"挑战杯"全国大学生系列科技学术竞赛国家级三等奖1项和省级一等奖1项、二等奖3项；获全国大学生生命科学竞赛三等奖2项、优胜奖1项；获安徽省大学生生命科学竞赛一等奖1项、二等奖3项、三等奖1项；获安徽省"互联网+"大学生创新创业大赛二等奖1项、优秀奖2项；获全国大学生基础医学创新研究暨实验设计论坛预防医学赛道国家级三等奖1项；获全国大学生基础医学创新研究暨实验设计论坛东部赛区二等奖1项、三等奖2项、优秀奖1项。2023年，经中共芜湖市委宣传部、市科学技术协会、市科学技术局评选，吴志浩获第二届"芜湖市最美科技工作者"称号。

教师篇

79

心有大我，潜心钻研，做学生奉献祖国的引路人

师者，以德立身，收获山河。吴志浩一直以来以身作则，通过自己的一言一行教育学生热爱祖国，做一个有责任感、使命感、荣誉感的新时代青年，为中华民族的伟大复兴而努力学习。

2007 年，在美国约翰斯·霍普金斯大学 Wilmer 眼科研究所工作的吴志浩怀揣一颗赤子之心，毅然决然地辞去待遇丰厚的工作，归国搭建教育科研平台，在天津医科大学总医院肺癌研究所工作 7 年后加入皖南医学院基础医学院，成为细胞生物学教研室的一名研究员。吴志浩着重研究肿瘤微环境对肺癌生物学功能的影响，指导学生就乳酸作为信号分子如何调控肿瘤的发生与发展展开了一系列深入研究，揭示了乳酸在肿瘤免疫逃逸、癌前病变细胞逃避衰老、肿瘤耐药及侵袭转移过程中发挥的作用及具体机制。他主持了 3 项国家自然科学基金面上项目，以及国家科技重大专项、卫生公益性行业科研专项分课题、国家重点实验室开放课题和安徽省自然科学基金面上项目等多项课题，以第一作者或通信作者发表 SCI 论文近 30 篇，参与编撰国家重点出版工程《中华医学百科全书·肿瘤学》。在不断提升自身水平的同时，吴志浩在团队建设与人才培养方面亦殚精竭虑。

耕耘育桃李，奉献铸师魂。耿耿园丁意，拳拳育人心。身于幽谷处，孕育兰花香。做一名人民教师，是他的人生选择；做一名优秀教师，更是他的人生目标。为了这个目标，他矢志不渝，立德立言，无问西东。吴志浩，一名潜心研究，严慈相济，用科研为教书育人助力的好老师。

【榜样力量】榜样的力量是无穷的。中华优秀传统文化倡导教师既要"言传"，也要"身教"。好的老师，不仅是学生学业上的领路人，更是学生人生道路上的好榜样。在求学历程中，许多人因受到优秀教

师的影响而明晰了人生目标、努力方向。在科技教育中，要树立一批像吴志浩老师这种无私奉献的楷模，让科技创新的种子在越来越多的学生心中扎根，助力夯实科技强国的根基。广大教师只有勤奋学习、刻苦钻研、求真务实、勇于创新、躬耕不辍，以渊博的专业知识、深厚的理论功底、过硬的教学能力、科学的教学方法，不断提高教书育人水平，才能做学生为学、为事、为人的大先生。

【实践践行】党的二十大报告指出，"深入实施人才强国战略"，并就完善人才战略布局、加快建设世界重要人才中心和创新高地、加快建设国家战略人才力量等作出重要部署。强化现代化人才支撑，必须形成适应国家战略需求、遵循科技创新规律、符合人才成长规律的高质量人才生态，着力造就拔尖创新人才，强化国家战略科技力量。广大教师要率先垂范、以身作则，引导和帮助学生把握好人生方向，特别是引导和帮助青少年学生扣好人生的第一粒扣子。实践证明，有大德的老师才能教出有大志、有大我的学生，才能在传道授业中引人以大道、启人以大智，落实立德树人的根本任务。

治学严谨　甘为人梯
——记皖南医学院生理学与神经生物学教研室教师汪萌芽

汪萌芽，中共党员，博士，皖南医学院人文与管理学院生理学与神经生物学教研室教师，二级教授，安徽省学术和技术带头人，现任教研室主任、校学术委员会副主任委员。在高等教育工作中，坚持为人师表、教书育人，"先做人，后做学问"，曾获省"'三育人'先进个人""师德医德标兵""教学名师"等荣誉称号，获政府特殊津贴等。他以渊博的学识、严谨的治学态度和高尚的师德师风，赢得了师生们的广泛赞誉。

坚不可摧的"上马石"

"我一直认为，一滴水如果不融入河流就会蒸发，一条河如果不流向大海就会枯竭，人也是这样，如果不把个人的事业融入学校的建设与发展中，如果不把学校的事业与国家的发展联系起来，那这样的事业注定很难成功。"谈到学科建设和教研室人才团队建设，汪萌芽如话家常，侃侃而谈。

学科带头人就是"上马石"。从20世纪90年代初接任皖南医学院细胞电生理研究室主任开始，汪萌芽就把自己定位为"上马石"。他不做普通的"上马石"，在推动学科和团队建设的过程中，尽量把自己变得更硬实一些。他说："火车跑得快，全靠车头带。我自己不努力，怎能带动学科发展呢？"

1959年，汪萌芽出生在历史文化名城——安徽歙县。1978年2月至1985年10月，他在皖南医学院先后攻读了医学学士学位和药理学硕士学位。汪萌芽对母校有着浓浓的情结，在师从我国著名定量药理学创始人孙瑞元教授攻读硕士学位毕业后，他没有选择去医院，也没有选择去科研院所，而是义无反顾地选择留校任教。1993年10月，他取得中国科学院上海脑研究所（现称神经科学研究所）神经生物学博士学位，同年破格晋升为生理学教授，2012年晋升为二级教授。

因为科研能力突出、综合素质过硬，国内外很多高校和科研院所看好汪萌芽并向他抛去橄榄枝，然而，汪萌芽深爱着母校，他要为母校做力所能及的贡献。他的朋友问他："你这么年轻，已经是教授了，在皖南医学院是否难以施展才华？"汪萌芽微微一笑，说："在这里，我希望能够做好两件事，一是建设在国内有影响力、有特色的科研团队，二是建设在国内有一定优势和地位的学科。"

咬定青山不放松。汪萌芽在担负着繁重的本科生生理学教学工作的同时，时刻没有忘记自己的使命。他身体力行，在教学与科研上给同事们做榜样。他的学生、复旦大学博士生张环环说："每天吃过晚饭，汪教授总是毫无例外地走进实验室，他经常通宵达旦地做实验。"1990年3月，汪萌芽毅然放弃一切挽留和延期的条件，结束了在美国芝加哥洛约拉大学的两年访问研究，踏上回归皖南医学院、报效祖国之路。在国家自然科学基金的资助下，他建立了进行脑脊髓切片细胞内记录的实验台，并于同年11月在国内首先成功记录到新生大鼠脊髓切片运动神经元的细胞内电位。随后，还建立了海马、下丘脑、脊髓背角和侧角等脑片的细胞内记录技术。汪萌芽应用这些技术完成了一系列细胞电生理研究工作，在运动神经元突触传递、视上核神经元的功

教师篇

能调制等方面达到国际先进水平，大大促进了国内这一研究领域的发展。

1997年，汪萌芽与美国斯坦福大学的Kendig教授合作，在国际上率先创建了幼年大鼠脊髓厚切片运动神经元的逆行标记与直视鉴定和全细胞记录技术，并对乙醇麻醉作用的脊髓机制进行了研究，首次在国际上证明乙醇对运动神经元的谷氨酸受体有直接抑制作用。回国后，他在国家自然科学基金和安徽省自然科学基金的支持下，开展了系列细胞电生理脊髓运动神经元全细胞记录-钙离子成像等综合性研究，以及有关全麻药脊髓作用机制的研究、脊髓运动神经元的突触可塑性研究等，均具有明显特色并处于国内领先地位。"建设学科培养人才团队，身教重于言教，自己首先要有创新性成果、有突出成绩、有人格魅力，一句话，要让人看得见、学得到、信得过。"就是本着这样朴实的想法，汪萌芽执着地进行着科研探索。在30余年的教学与科研生涯里，他主持国家自然科学基金项目3项、省部级研究课题10多项，发表原始研究论文120多篇（其中SCI论文25篇），出版专著、教材24部，获省部级成果奖3项，曾获省自然科学奖、电子工业科技进步奖、省政府特殊津贴等奖励。他先后兼任中国生理学会理事、常务理事、监事，《生理学报》编委等。他是安徽省生理学会副理事长，是安徽省神经科学学会的发起人之一并多年担任副理事长等，有突出的学术影响。

他秉持"培养学生是一种生活方式"的态度，每年承担10多门本科、研究生课程授课任务。即使如今当了30余年教授，他仍然承担着超工作量的本科生教学任务。课堂上他那既激情漫溢、风趣幽默，又条理清晰、逻辑严密的讲课风格，深受学生好评。特别是对学生质疑能力、创新思维能力、"双语"学习能力的培养，以及课程思政的循循善诱、润物于无声，无不彰显着他独有的授课特色和魅力。他创建的"生物医学概论""麻醉生理学（双语）""心理生理学"等多门理论、实验课程，不仅为学校相关专业特色人才的培养做出特殊贡献，也得到了教育部评估专家的充分肯定。

一系列成绩的取得和对学校事业的贡献，无不彰显着他甘当青年"上马石"的情怀。中国科学院院士、著名脑科学家杨雄里先生提到汪萌芽总是赞不绝口："在相对简陋的条件下能取得这样的成绩，不是每个人都能做到的。"

独树一帜的"萌芽团队"

　　作为首批省级重点学科生理学学科带头人、首批省级重点课程生理学课程负责人、首批省级跨世纪学术和技术带头人、第二批省级学术和技术带头人，汪萌芽深知，学科建设是大学兴衰成败的关键，而人才是学科建设的灵魂。

　　为了给年轻教师争取继续深造的机会，他多方奔走，积极争取相关支持。在他的努力下，教研室年轻教师黄宏平任教两年后获得了攻读硕士学位的机会，郑超留校任教一年后即开始攻读硕士学位。如今，已经具有正高级职称并获得中科院神经科学研究所博士学位的黄宏平，说到汪萌芽老师为培养青年教师付出的心血时，总是感慨万分。她说："汪萌芽老师把全部的精力和有限的经费都用于学科建设和团队建设。在经过学校批准后，他把自己的课题经费划拨一部分出来专门用于培养青年教师。"皖南医学院第一批学术和技术带头人培养对象郑超也对汪萌芽充满了感激之情。他说："汪萌芽老师总是想方设法为年轻人争取机会，他急人之所急，雪中送炭，因为他的帮助，我得以在硕士研究生一毕业就去美国进修，后来又有幸成为杨雄里院士的博士生。"如今，汪萌芽建设的团队已经实现了博士学位全覆盖。

　　在专业骨干和学术带头人培养方面，汪萌芽制订了切实可行的计划，并进行年度考核。他鼓励青年教师带项目或课程到国内相关高校和研究机构进行培训，通过主持横向课题和建设专业核心课程，丰富专业领域教学与实践经验，提高教学与课程改革能力。他支持青年教

教师篇

师到国外考察和培训，把握专业发展动态，引进国外先进的课程建设理念与开发方法。他引导青年教师主持相关课程体系开发，提高课程开发能力、组织协调能力、教研教改能力。在骨干教师培养方面，他着手实施"1+1"帮扶计划，重点培养5名专业骨干教师。3年的继续学习和培养，使骨干教师具有先进的教育理念、一定的课程开发能力、较强的教研教改能力和实践教学能力。他帮助教师制定职业发展规划，引导教师通过终身职业培训，不断提高教学技能与职业素质，增强综合素质，使教师的知识、能力适应生理学专业课程建设要求。2008年以来，他还与中国科学院心理研究所心理健康重点实验室隋南研究员实验室、复旦大学等单位开展了联合培养博士研究生的工作。

"在团队建设方面，我们一直坚持两条腿走路，一条是让青年教师继续深造或进修，另一条是进行学科交叉研究。"谈到学科交叉，汪萌芽脸上露出自信的微笑。早在1986年，时任细胞电生理研究室主任的蒋志根教授，在知名神经精神病学、医学心理学专家刘贻德教授的支持下，成功申报了生理学硕士点，开辟了生理学与神经精神病学、医学心理学相结合，呼应生物医学模式向生物–心理–社会医学模式转变趋势的道路。

汪萌芽接任细胞电生理研究室主任后，深感学科交叉研究的重要性，他说："重视学科交叉将使学科本身向着更深层次和更高水平发展。"在他负责的生理学省级重点学科建设的支持下，2003年，神经生物学、麻醉学硕士点获批；2005年，应用心理学硕士点获批；2007年，生理科学研究所成立；2010年，生理学与神经生物学教研室成立；2011年，生物学一级学科硕士点获批；2012年，增设生物物理学硕士点；2013年，大学生心理健康教育研究中心获批省级人文社科重点研究基地，成为学校首个省级人文社科重点研究基地。

他说："走生理与心理相结合的研究道路，这种研究思路在国内是富有开创性的，这也是我们团队的优势与特色所在。"经过多年的整合、发展和研究方向提炼，他们已初步构建了涉及细胞电生理学、心理生理学、人体神经生理学、遗传与发育生理学、口腔生理学、麻醉生理学等研究方向的生理学学科，符合生物-心理-社会医学模式发展趋势，突出综合、交叉、协调和可持续发展的特色，在学校学科建设中发挥了示范带动作用。生理学课程2012年获批省级精品资源共享课程，生理学教学团队2013年被评为省级教学团队。

他不仅在本教研室开展团队建设，率先按照大学要求构建博士化教师团队和PI制实验室管理模式，还担任多年校教学督导组组长，指导青年教师取得省级、国家级教学竞赛一、二等奖多项，特别是在防疫期间"停课不停学"中，他既身先士卒又全面指导，一批批青年教师都受到过他的指导。

在全国乃至国际生理学或神经生物学界，皖南医学院生理学与神经生物学团队备受瞩目。目前该团队已经成功申请了8项国家自然科学基金，先后创建了脑脊髓切片系列细胞电生理研究技术，特色鲜明、优势突出，为第二军医大学、军事医学科学院等20多个单位培养了细胞电生理研究人才。

冉冉升起的"启明星"

诺贝尔生理学或医学奖获得者迈克尔·毕晓普曾指出："教学，是大学教师的一种文化义务，是一种使命。只搞学术研究而不尽教学使命，是枯燥无味的。现代从事教学和科研的学者，其最崇高的使命，就是把科研和教学两方面的杰出本领结合在同一人身上。"在1996年生理学首批省级重点学科建设中，汪萌芽本着支持专业建设、培养各专业优秀毕业生的初心，制订了"启明星小组"人才培养计划（"启明星小组"1.0），经过多年的探索取得成效后，于2012年构建"启明星小组"创新型人才培养模式（"启明星小组"2.0），实现了品牌化目标。2022年，省级基础医学拔尖学生培养基地获批，通过整合相关培

教师篇

养目标，"启明星小组"创新型"拔尖+卓越"人才培养模式（"启明星小组"3.0）成功创立。本着"三全+全身心"育人理念，以学生"获益获利"为根本的"以学生为中心"思路，他做到了"启明星小组"指导教师的要求："爱生如子"的感情基础，"以学生为中心"的工作思路，"以业余为中心"的牺牲精神，"挑战自己——舍师其谁"的个人情操，"利他性奖赏——师之天性"的心理基础，"先做人，后做学问"的人格前提。

汪萌芽和他的团队积极把科研成果转化为特色教学资源，2012年，"以细胞电生理科研特色促进生理科学教学"成果获省级教学成果奖二等奖。在开展系列教学改革的同时，1996年，在生理学省级重点学科建设中，他们针对1994级临床医学本科生开设了神经科学系列讲座，并以此为基础利用科研经费、重点学科建设经费等制订了本科生"启明星"科研兴趣小组计划，对当年"启明星小组"的7名成员进行了连续3年的系统培养，他们毕业后已全部进入硕士或博士研究生阶段深造，成为该年级的优秀毕业生，在本科生中产生了很大影响。

"启明星小组"计划是一个创新型人才培养计划，是一个全面提高人才综合素质的培养计划，是一个个性化的训练计划，更是一个面向未来的训练计划，"启明星小组"成员代表着学校本科生培养的最高水平。谈到创建"启明星小组"，汪萌芽陷入了思考。他说："'启明星小组'计划的设计和实施，不仅响应了学校办学定位由教学型向教学科研型转变，更是呼应了国家教育质量工程建设中卓越人才培养、大学生创新创业训练计划等项目的实施。"

几十年如一日，他以几乎24小时待机的方式进行课内外指导，现已培养成员170多名，成为学校创新型人才培养的代言人，得到包括教育部评估专家、临床医学认证专家在内的多方面肯定。他凝练出的"启明星小组"文化已在学校推广，影响着许许多多在皖医逐梦的学子，为全面提升学校创新型人才培养水平发挥着越来越显著的作用。2012年，被清华大学-北京大学生命科学联合中心录取为博士研究生的

2007级临床医学专业本科生刘伟说："汪萌芽等老师的悉心教导，培养了我科学研究的素养；学校大学生科研基金和'启明星小组'给我以成长的平台，让我在学习与科研的道路上奋勇前进。"

"启明星小组"计划还注重培养学生的自主探索能力，引导学生从课堂学习获得知识模式向自主获取和探索新知识模式转变。在2012年"启明星小组"活动中，他们进一步凝练出"用自己的手解决自己脑子提出的问题"的创新能力训练理念，要求成员通过质疑发现问题，通过论证提出科学问题，通过总结提出假设，通过设计提出可行的研究方案，通过探索建立相应实验技术，通过实验验证假设，并进一步发现新的问题、新的课题。

为了培养学生的质疑能力，指导教师们让学生首先向自己挑战，对自己的学术成果进行质疑。在生理学与神经生物学教研室，既有指导教师对学生循循善诱的场面，也有师生间面红耳赤争执学术观点的情景。指导教师爱生如子，他们并不介意学生在讨论问题时对教师的态度，他们在意的是学生对待科研的态度。"科学研究来不得半点虚假"，这是所有指导教师对"启明星小组"成员的谆谆告诫。

为了让学生真正"用自己的手解决自己脑子提出的问题"，指导教师带领"启明星小组"成员活跃在校园内外的各个领域。在全国性学术会议上，在安徽省"挑战杯"大学生课外学术科技作品竞赛中，甚至在全国规划教材的编写过程中，都有"启明星小组"成员闪亮的身影。他们提交的论文受到全国知名专家的高度赞扬，他们的竞赛作品得到比赛评委的一致好评，他们的研究成果被吸纳到国家级规划教材《生理心理学》中，成为2008年教育部对学校进行本科教学评估中的重要亮点，受到评估专家的称赞。

"启明星小组"是创新型人才培养的摇篮。2005级应用心理学专业本科生秦雯，在实习过程中设计出具有较强创新性的研究课题，获得校级2009年大学生科研基金资助，并进行相对独立的实验研究，取得了阶段性成果。2014年，公共事业管理专业本科生黄军以优异成绩被

教师篇

中国科学技术大学录取为硕博连读研究生，从事神经生物学相关学习研究。2010年，黄军同学以文科生身份进入公共事业管理专业学习，大一时他加入了"启明星小组"，从事精神疾病的生物学机制学习研究。在汪萌芽、黄宏平等老师的指点下，他不仅在安徽省"挑战杯"大学生课外学术科技作品竞赛中获得二等奖，还数次代表"启明星小组"出席全国性学术会议，会上积极与国内外学者交流并获好评。在挥别母校之际，黄军表示非常感谢母校和老师的培养，是"启明星小组"提供的优秀科研平台让他由文科生成功转型为"科大理工男"。

如今，在安徽省支持本科高校发展能力提升计划项目"启明星小组大学生创新实践基地建设"的支持下，"启明星小组"已进入规模化、品牌化、可持续化发展新阶段，形成了不同年级、不同学科专业、不同兴趣专长的组成结构，充分彰显了学科交叉、优势互补、年级梯队明显的特色，显示出扎实的学术底蕴与可持续发展的良好态势。"启明星小组"计划作为生理学省级重点学科的一项创新型人才培养计划，坚持把创新能力和团队精神作为首要培养内容，以相关课题研究为主线，积极进行本科生科研团队与梯队建设，取得了显著成效。"启明星小组"在校内、省内甚至国内都产生了非常积极的影响，为提高皖南医学院本科生培养质量，特别是提升创新型人才培养水平，摸索出一条切实可行的路子。

"我很高兴，经过近30年的努力，基本实现了当年留校时的梦想，那就是建设在国内有一定影响力的科研团队和学科。希望再过几年，能实现'五个一'的可持续发展新目标：一流的师资队伍、一流的教学资源、一流的教学方法、一流的教学手段和一流的教学管理。"展望未来，汪萌芽满怀信心，目光中充满了期待。尽管汪萌芽已近花甲之年，但他的干劲与执着依然未变，他始终牢记教师的神圣职责和使命，教书育人，勇于探索，甘当人梯，在对自己治学严格要求、对青年教师无私帮助、对年轻学子殷切教导中，践行着习近平总书记提出的"四有"好老师的标准，延续着自己的教师梦。

【榜样力量】习近平总书记强调："一个人遇到好老师是人生的幸运，一个学校拥有好老师是学校的光荣，一个民族源源不断涌现出一批又一批好老师则是民族的希望。"一名优秀的老师，应该是"经师"和"人师"的统一，既要精于"授业""解惑"，更要以"传道"为责任和使命。好老师心中要有国家和民族，要明确意识到肩负的使命和责任。我们的教育是为人民服务、为中国特色社会主义服务、为改革开放和社会主义现代化建设服务的，党和人民需要的是德智体美劳全面发展的社会主义建设者和接班人。教师应该以这一要求为基准，通过自己的良好品质与精神感化学生、影响学生，在情感、态度和价值观上对学生进行引导，逐渐培养学生的独立人格，帮助他们形成正确的价值观和世界观。

【实践践行】高等院校的根本任务是培养人才，培养适应经济社会发展需要的专门人才和创新人才。高校教师应深入开展各种科技创新活动以推进高校素质教育，锻炼学生的学习能力、创新能力、实践能力、交流能力和社会适应能力，提升人才培养质量。对学生而言，学术水平和科研能力的培养既需要教师的指导，也需要自己有意识地进行提高。对此，平常要从以下四个方面着手：一是多阅读，平时多阅读本学科核心和前沿期刊，留心本学科最新发展动态；二是多动手，充分重视实验和技能课，在课内外抓住一切机会锻炼自己的实际操作能力；三是多参加科研课题，在教师的指导下从事具体的科研活动；四是积极申请科研项目，在实际研究中锻炼自己的科研能力。

教师篇

做最美"袁"丁　展新时代巾帼英慧

——记皖南医学院预防医学教研室教师袁慧

她是一名兢兢业业的人民教师，是一位贤惠的妻子，是一位温良的母亲，是一位孝敬老人的子女。她扮演着不同角色，一直默默地辛勤耕耘，无私地绽放光芒。她用点滴平凡故事，书写着新时代巾帼的勇气和智慧。三尺讲台不大，但心有多大，舞台就有多大。1995年，袁慧大学毕业后怀揣着梦想来到皖南医学院工作，这一晃就是29年的光阴。她知道选择了教育，就意味着选择了奉献。从教29年来，她热爱教育事业，热爱本职工作，具有强烈的事业心和责任感。

智慧：传播医学知识的园丁

2014年教师节，习近平总书记在同北京师范大学师生代表座谈时就如何做一名好老师提出了四点要求：要有理想信念，要有道德情操，要有扎实学识，要有仁爱之心。作为新时代的高校教师，袁慧从教29年来，一直坚持"要给学生一杯水，自己就得有一桶水"的教育理念。她认真对待每一节课，精心准备讲稿、制作课件。她利用课余时间，广泛收集教学参考资料，实时更新教学内容，不断提升自己。她经常在结束了一天的教学任务，等老人和小孩都入睡之后，才能来到书桌前打开台灯开始备课，享受属于自己的时间。虽然很苦很累，但她坚信只有精彩的课堂才能把学生吸引到深奥的医学知识中，才能激发学生的求知欲和探索欲。她每年完成本科生、研究生授课时数超过240节，所教授的课程深受学生喜爱，学生对她的教学评价多年来均在90分以上。她于2012年、2014年、2022年三获校"优秀教师"荣誉称号。

如果说课堂是她辛勤劳作的土地，学生是一颗颗希望的种子，她则是那个默默耕耘的园丁。作为预防医学教研室主任，在完成规定教学任务的同时，她还带领教学团队不断深化教育教学改革，探索新的教学理念和教学模式，以生为本，把"要我学"变成"我要学"，把"线下学"变为"线上线下结合学"，将传统灌输式课堂变为学生"带着问题"上课。近年来，她完成省级重点教学研究项目"'医学统计学'微课程系统的构建及应用效果分析"；带领教学团队申报高等学校省级质量工程支持疫情防控期间高校线上教学工作特需项目"基于'雨课堂'平台的'1+e'线上线下混合式教学方法的构建与实施——以'预防医学'课程为教学示范"，获批重大线上教学改革研究项目；探索后疫情时代在线学习与常规的师生面授教学相结合的学习模式、线上学生自主学习与线下师生深入互动的混合式教学模式，帮助学生提高学习兴趣和学习动力，增强课程的挑战度，有效提升了教学质量和效果。

教学之余，她潜心钻研，孜孜不倦。近年来，袁慧发表教学研究论文20余篇，主编规划教材《医学统计学学习指导》1部，副主编教材《健康教育学》《卫生学实验指导》2部，参编教材11部。她指导的教研室青年教师在校青年教师教学基本功竞赛中荣获一等奖1项、二等奖2项、三等奖3项，整个教学团队的教学质量明显提升。预防医学教研室多次被评为先进集体，预防医学教师团队2021年被学校推荐为"黄大年式教学团队"上报省教育厅。

教师篇

慧眼：发掘科研创新的世界

高等院校的教师既是某一领域的专家，又承担着为国家培养高素质人才的重任。袁慧坚信科研创新能力是教学的源泉和动力，没有科研底蕴，教学就没有灵魂。她一直坚持科研创新，着眼于本学科最新研究热点和方向，将科研与教学结合，实现科研与教学的互动。她坚持与时俱进，将学科的前沿进展融入课堂教学，拓展学生的知识视野，培养学生的理性思维，提高学生的科学素养。

近年来，她参与国家级项目1项，主持省级项目2项，发表科研论文30余篇，其中SCI收录15篇。参与的"系统性红斑狼疮的遗传流行病学研究"获2009年中华医学科技奖一等奖。2020年，新冠疫情暴发，她带领科研团队开展研究并发表相关论文。

桃李芬芳，教泽绵长。她积极培养流行病与卫生统计学方向研究生，指导学生完成大学生创新创业项目等，其中，1名研究生获评安徽省普通高等学校优秀毕业生，多人次获国家奖学金。她指导本科生参加2019年第二届全国大学生公共卫生综合知识与技能大赛，进入全国总决赛并获得三等奖。在此过程中，同学们不仅学到了新的知识，也锻炼了创新思维能力，培养了严谨的科研态度。在助力学生成长的同时，她本人于2010年获得博士学位，2016年晋升教授。

德高为师，身正为范。袁慧对学生如春风般温暖，做学生的朋友，与学生平等对话，宽严相济，被同学们亲切地称为"袁妈"。对每一个学生提出的学术问题，她都耐心地给予启发和引导。同时，她非常关心学生的成长，经常将做人的道理、自己的人生感悟和体会，渗透到教学过程中。她结合自身的求学经历和人生阅历，尽可能为学生的大学生涯和未来的职业规划提供指导和帮助，用理解、包容和乐观的生活态度感染着学生，激励着学生。一位毕业生多年后返校时曾说："袁慧老师的课堂，从来都是座无虚席的，不需要点到，我们都是争着往前排坐。她像一位园丁，辛勤浇灌，让我们茁壮成长；她像一位舵手，乘风破浪，让我们徜徉在知识的海洋里；她像一位母亲，无微不至，让我们明白做人做事的道理。"2021年，她被评为第三届安徽省"最美教师"。

贤惠：营造家风纯正的"小家"

"全面小康，一个都不能少"，这是习近平总书记的铿锵承诺。袁慧的丈夫王金权，也是学校的一位教师、党员，现为法医学院党委书记。作为一名党员，他两次响应党和国家的号召到贫困村任职，到最艰苦的基层一线去奋斗。2004年2月，他主动报名作为安徽省第二批选派干部，到芜湖县清水镇代垛村担任村党支部第一书记，为期3年。2006年，他们的儿子王弋出生了，袁慧独自在家哺育小王弋，直到一年后丈夫任职结束。2017年4月，身为学校审计处处长的他，又一次主动报名作为安徽省第七批选派干部，到六安市金安区先生店乡鲍湾村担任驻村扶贫工作队队长、村党支部第一书记，这一去又是4年多，这一年王弋恰好读小学五年级。作为一名党员，她的丈夫始终坚定理想信念，强化"四个意识"，廉洁自律，清正为民；以身作则，无私奉献，不计个人得失；始终按照上级党委对选派干部的要求，牢固树立服务基层、服务群众的意识，在精准扶贫工作中理思路、谋发展，带领全村群众脱贫致富，并取得很好成效。作为一名党员家属，她是最好的贤内助。

夫妇二人虽一直聚少离多，但彼此相互谅解与信任。作为妻子的袁慧在承担繁重的教学与科研任务的同时，也肩负着巨大的家庭压力。为了支持远在六安奋战在脱贫攻坚一线的丈夫，不让丈夫因家务而分心，4年多来，她主动承担家中的大事小事，把家庭生活安排得井井有

教师篇

条，主动承担起教育儿子的责任。她将全部精力都用在了自己热爱的教育事业与家庭上。我们时常能看见她忙碌的背影往返于家与单位之间。看到学生的进步，她是欣喜的；看到儿子的成长，她是欣慰的。上初中的儿子正面临着学业的压力，作为母亲，袁慧关心孩子的学习，更关注孩子的成长与个性习惯的培养。即使丈夫不在身边，她也坚持每晚让儿子通过手机视频与父亲通话交流，增进父子的感情，这让一家三口的关系更加紧密。

袁慧孝顺父母及公婆，特别是在公公身患癌症在弋矶山医院手术治疗及放化疗期间，在丈夫远在六安扶贫的情况下，即使忙得不可开交，她也没有敷衍与抱怨，而是悉心照料老人，深得公婆赞赏。袁慧与丈夫相互扶持，将守护"小家"、助力"大家"践行到底。言传不如身教，以身作则是最好的教育。在良好的家庭氛围中，儿子也渐渐理解父母的辛苦与伟大，在纯正的家风中深受熏陶、茁壮成长。在2021年中考中，王弋考出了718分的高分（满分760分），用一份优异的答卷给了父母和这个家最大的肯定。

袁慧与丈夫用他们真诚的行动诠释了"守小家，爱大家"的典型模范。这个幸福的三口之家，夫妻敬业爱岗、事业有成，儿子热情礼貌、健康上进、成绩优秀。结婚25年来，他们夫妻恩爱，孝敬老人，关心儿子，热心助人，团结同事，用工作和生活中平平凡凡的小事、点点滴滴的真情诠释了"家是爱的港湾"的真谛，赢得周边人的赞美。生活没有让爱情褪色，反而让他们夫妇二人更加相爱，更加理解爱的可贵，他们用实际行动诠释着文明、和谐、美丽家庭的深刻内涵。其家庭荣获2019年"安徽省最美家庭"称号、2020年"全国最美家庭"称号，在师德师风建设、弘扬家庭美德、彰显文明风尚中切实起到模范带头作用，获得领导、同事和学生的一致肯定。

慧心：展现新时代巾帼的风采

三尺讲台勤耕耘，一片丹心育桃李。袁慧凭着对工作的热心、对学生的关心和对家庭的爱心，在教育岗位上兢兢业业、无私奉献，赢得了师生的赞誉。袁慧坚持以习近平新时代中国特色社会主义思想为指导，深入学习贯彻党的二十大精神、习近平总书记关于教育的重要论述和全国教育大会精神，拥护党的领导，贯彻落实党的教育方针，增强"四个意识"、坚定"四个自信"、做到"两个维护"，遵守国家法律法规和学校规章制度，积极践行社会主义核心价值观。

家是最小的国，国是千万家。2020年6月，习近平主持召开专家学者座谈会并发表重要讲话。他强调："人民安全是国家安全的基石。要强化底线思维，增强忧患意识，时刻防范卫生健康领域重大风险。只有构建起强大的公共卫生体系，健全预警相应机制，全面提升防控和救治能力，织密防护网、筑牢筑实隔离墙，才能切实为维护人民健康提供有力保障。"

袁慧在忙于教学科研、照顾老人和小孩的同时，仍不忘结合专业所学服务社会，将家国情怀厚植于祖国大地。她还兼任安徽省医学会临床流行病学副主任委员、安徽省预防医学会流行病学常委、安徽省环境诱变剂学会常务理事、《中华疾病控制杂志》编委、芜湖市党外知识分子联谊会常务理事、芜湖市镜湖区党外知识分子联谊会副会长等，以此为平台，她利用节假日坚持走进学校、走进疾控中心、走进企事业单位。如：2017年，走进芜湖师范附属小学等，给芜湖市多所小学师生做"饮食与健康"讲座，通过通俗易懂的语言，普及合理营养和食品安全知识，教会小朋友们看懂食品标签，了解良好的饮食习惯；2020年，在芜湖市疾控中心举办的2020年突发中毒事件应急处置技术培训班中，做"流行病学理论基础"讲座，为芜湖市一市三县基层从业人员100多人普及流行病学调查的基本知识和方法。

教师篇

作为新时代的高校教师，她用自己的辛勤耕耘诠释着新时代"四有"好老师的标准；用自己的真诚、善良和孝心诠释着纯正家风的内涵；用自尊、自信、自立、自强的"四自"精神诠释着新时代巾帼建功立业的理想信念。她常对自己说："作为新时代的高校教师，作为预防医学领域的科研工作者，作为新时代的女性，我将继续勠力前行，为国家培养更多德智体美劳全面发展的社会主义建设者和接班人，为人民安全构建公共卫生体系，为实现中华民族伟大复兴和第二个百年奋斗目标贡献自己的力量，展现新时代巾帼不让须眉的风采。"

【榜样力量】自古以来，中华民族就有尊师重教、崇智尚学的优良传统。党和国家事业发展需要一支宏大的师德高尚、业务精湛、结构合理、充满活力的高素质专业化教师队伍，需要一大批好老师。在三尺讲台上，她始终把教书育人、科研育人、服务育人贯穿在教学工作中，赢得了领导、同事和学生的一致好评。在温馨小家里，她将生活打理得井井有条，分担了忙于扶贫任务的丈夫的压力，用真诚、体贴和孝心换来了家庭的美满、幸福，让自己的小家成为"全国最美家庭"。在群团工作中，她创先争优，锐意进取，积极服务社会，参加各类社会服务活动，将家国情怀厚植于祖国大地，弘扬"四自"精神，获"皖南医学院巾帼建功先进个人"荣誉称号。

【实践践行】仰望星空，教育是一种梦想；脚踏实地，教育是一种追求。袁慧一直满怀对教育事业的热爱之心，秉承奉献精神，兢兢业业，教书育人，关心学生，为人师表，活跃在教书育人的第一线，以人格魅力引导学生，以学术造诣开启学生的智慧之门，诠释着"学高为师，身正为范"的师德风范，为培养社会主义建设者和接班人做出贡献。新时代大学生要以"四有"好老师为榜样，让对党的忠诚信赖、对国家的赤诚热爱、对崇高理想的不懈追求在心中深深扎根，自觉把青春梦融入中国梦，立志做有理想、敢担当、能吃苦、肯奋斗的新时代好青年，以青春之我谱写新时代的壮丽诗篇。

守初心育新人任劳任怨
担使命铸师魂笃行不怠
——记皖南医学院医学工程学教研室教师黄磊

在医学工程学教研室里，有一个由泡沫箱、废木板、报废电器上的元件等组成的简单医疗仪器的原理模型。这些废弃物品摇身一变成为实验器材，得益于一位大家眼中的"老黄牛"，他就是黄磊。黄磊，中共党员，硕士研究生，教授，曾任医学影像学院医学工程学教研室主任、教工党支部书记等。黄磊理想信念坚定，始终同党中央保持一致。他为人正直，光明磊落，做事干练踏实，有高度的责任感和大局意识，一直承担学校医疗仪器设备相关教学及科研工作。

刻苦自学夯基础

入职之初，纯工科背景、缺乏医学知识储备的黄磊，秉承"学高为师，身正为范"的理念，刻苦自学解剖学、生理学、病理学、影像技术与诊断等相关医学知识，自费参加多项相关技能培训并最终通过卫生部组织的技能考核，成为省内较早拿到 MRI 和 CT 医学影像大型设备上岗证的影像技师之一，收获工作自信的同时为后续教科研打下了坚实基础。

教师篇

黄磊长期立足于学校教学实际，遵循教育规律，依据相关专业培养方案所规定开设的"医学影像物理学""影像设备学""影像检查技术学""影像诊断学"等影像设备有关核心课程内容的特点，每门课程时间安排的内在逻辑，所涉年级医学生的知识储备、认知水平、认知规律和心理特点等，融合医学工程学、医学影像学两个领域专家教学经验，自主研制出多款内嵌病例数据库、软硬件兼容联动的中大型医疗设备虚拟仿真教学系统，将医学成像原理知识、设备构造及参数、检查操作要点、影像诊断四个既相互独立又相互关联的内容直观展示出来并可反复多次开展相关综合性虚拟实验。以此为载体，他在学校医学影像、生物医学工程2个专业多个年级开设多门医疗设备相关专业课程，收集师生的反馈建议，通过教学相长式的不断迭代和更新，实现教学效果逐年提升。

潜心科研结硕果

  黄磊先后主持或参与近30项省部级教学项目，如"基于TBL理念的医学影像学临床典型病例资料库建设""生物医学工程虚拟仿真实验教学中心""生物医学工程专业综合实验改革""医学影像学一流本科专业"等。其中，"综合性CT虚拟仿真检查技术实验"项目2019年被安徽省推荐参评医学技术专业类国家级虚拟仿真实验教学项目，包括湘雅医学院在内的国内11所医学院校相关专业1225名师生多次使用该项目，获得使用师生的一致好评；"CT成像原理演示与仿真操作"2023年6月成功获批省内唯一一门生物医学工程专业类第二批国家级虚拟仿真实验教学一流课程。黄磊2017年入选校第二批专业学术和技术带头人后备人选（生物医学工程类），同年获中国优秀临床工程团队最佳进步奖；2017—2019年，参与编写《医疗设备原理与临床应用》等生物医学工程专业"十三五"国家规划教材3部；2020年获安徽省线上教学名师荣誉称号。

黄磊在完成繁重教学工作的同时，克服家庭困难与疾病困扰等客观因素影响，担任多年医学工程学教研室主任、生物医学工程学实验中心主任、医学影像学院教工党支部书记等职务，为学校生物医学工程专业建设贡献青春和力量。这期间，他指导教研室青年教师张云获安徽省第四届普通高校青年教师教学竞赛一等奖；指导学生参加医工专业技能类大赛，获计算机设计大赛虚拟实验平台类国赛二等奖、省赛一等奖，"互联网+"大学生创新创业大赛省赛银奖，芜湖大学生专利创新创业大赛特等奖等。

在科研方面，黄磊以"临床生物电信号及医学影像工程处理"为主要突破口开展了系列工作，主持"海洛因成瘾大鼠多脑区脑电特征同步提取及强迫性觅药行为模式识别"等医工专业相关省级科研课题3项，参与"基于粒计算的脑核磁共振图像分割研究"国家自然科学基金面上项目1项；2008年、2017年先后2次赴东南大学生物科学与医学工程学院生物电子学国家重点实验室访学，发表生物电信号及医学图像处理方面科研论文20余篇，有发明专利2项、实用新型专利5项、软件著作权2项。他根据多年实际工作总结出"营造氛围熏陶朴素的道德直觉""用正确的方式做正确的事""换位思考且工作融合互助"等具体工作方法。当身边年轻同事或学生遇到工作或学习困惑时，他总能给出既切中肯綮又符合具体实际的建议，是一名深受同事信赖和学生尊重的"四有"好老师。

"我始终坚信，前途是光明的，道路是曲折的。我们医工专业本身就是一个工具专业，我们这个工具的存在就是为了让其他专业能够更好更快更强地发展。"总把自己当作学生成长路上的"垫脚石"的黄磊，始终秉持站在讲台上，就应该让学生有所收获的教育教学理念，日复一日地践行自己的使命、实现自己的价值。

【榜样力量】2020年12月31日，习近平总书记在全国政协新年茶话会上指出，要"发扬为民服务孺子牛、创新发展拓荒牛、艰苦奋斗

教
师
篇

老黄牛的精神，永远保持慎终如始、戒骄戒躁的清醒头脑，永远保持不畏艰险、锐意进取的奋斗韧劲，在全面建设社会主义现代化国家新征程上奋勇前进"。"三牛"精神是中国共产党团结带领中国人民自信自强、守正创新的精神密码，是中国共产党人奋斗精神的概括升华，成为中国共产党人精神谱系的重要组成部分。黄磊执着于教书育人，热爱教育工作，兢兢业业投身科学研究和教书育人，以学生成人成才为终身追求，充分彰显了中国共产党人的价值追求、意志品格和政治本色。

【实践践行】习近平总书记强调："今天的学生就是未来实现中华民族伟大复兴中国梦的主力军，广大教师就是打造这支中华民族'梦之队'的筑梦人。"在习近平新时代中国特色社会主义思想指导下，秉承做有理想信念、有道德情操、有扎实学识、有仁爱之心的目标，教师要自觉成长为先进思想文化的传播者，担起学生健康成长指导者和引路人的责任，以人格魅力引导学生的心灵，以学术造诣开启学生的智慧之门，诠释"身正为师，学高为范"的师德风范，为培养社会主义事业建设者和接班人做出更大贡献。

无影灯下的生命守护者

——记皖南医学院第一附属医院诊断学教研室教师曹亚

曹亚，女，1979年3月生，副教授、副主任医师，皖南医学院第一附属医院（即弋矶山医院）诊断学教研室教师，麻醉科医师。她爱岗敬业，临床业务精益求精，熟练掌握多种临床麻醉技术，努力践行临床与教育相互转化的理念，热心服务患者。她以培养集知识、技能与医德于一体的明日医生为己任，是国家级优秀住院医师规范化培训教师，曾获省级"教坛新秀"、校级"十佳思政教师"、医院"十佳骨干医师"等荣誉称号。

医者仁心行良术

在手术室里，除了主刀医师和手术团队外，还有一位至关重要的角色——麻醉科医师。他们是患者生命安全的重要守护者，助力手术顺利进行。所谓"开刀去病，麻醉保命"，麻醉科医师能够帮助手术在患者生命体征稳定的情况下进行，大大降低了手术风险，提高了手术成功率。合理的麻醉和镇痛管理，能够减轻患者在手术过程中和术后恢复期间的痛苦和焦虑，为患者康复提供有力保障。

在从事一线临床工作中，曹亚精益求精，熟练掌握多种临床麻醉

教师篇

技术，尤其是心脏手术麻醉及困难气道处理，致力于危急重病人的抢救与复苏工作，曾作为访问学者赴德国 Kassel 医院学习先进的麻醉技术和理念。她深知作为一名临床麻醉科医师，责任重大，容不得半点马虎。她勤奋好学，不断提高自己的业务水平，积极探索新技术，两次获批医院"三新"项目，MDT（团队多学科合作）的全新理念时刻鞭策她努力成为"围术期患者的医学管理者"。在多年的临床实践中，曹亚积累了丰富的麻醉经验，能够根据不同患者的具体情况制定个性化的麻醉方案。

随着麻醉学科的发展，麻醉科医师不仅需要关注术中，还需要关注术前和术后，所以麻醉科医师的工作越来越复杂，工作强度越来越大。外科医师一台2小时的手术，关键步骤可能不超过30分钟，而麻醉科医师则不然，必须随时准备应对可能出现的突发情况。麻醉的水平是衡量医疗现代化的一个重要标志。曹亚始终坚持严谨的职业操守和高标准的工作要求，在手术过程中严密监测患者的生命体征和麻醉效果，确保患者安全。她还积极参与医患沟通，为患者提供全方位的关怀和帮助。工作之余，她阅读了大量专业书籍，参加了国内外多个学术研讨会，将先进的麻醉技术引入科室，推动了麻醉科的发展。

匠心育人绽芳华

曹亚热爱医学教育工作，坚持"以学生为中心，确保患者安全"的教育理念，落实立德树人根本任务。在教学中，曹亚用心用爱陪伴学生成长，是学生信赖的好老师、好朋友。她以学生为本，致力于医学整合课程的开发。她认为，教学是一个传承，作为一名医学教师，应以学生为中心，以成果导向教育为核心，聚焦"学生受教育后获得什么能力和能够做什么"，让学科核心知识和技能与学生未来的职业发展和行业需求紧密相连。

身正为范，师爱为魂；默默耕耘，铁肩负重。曹亚坚持以临床工作为根本，深知临床与教学应相互转化并最终服务于患者。她积极顺应新时代医生和教师的社会定位与社会责任，在临床工作之余致力于医学教育事业并不断探寻适合各阶段医学生的有效教学创新和实践，努力在润物细无声中培养医学生的职业精神和素养。作为大学附属医院里的临床医师，同时兼有"医"和"师"两种角色，她在努力学习不断提高自身的过程中言传身教，为学校里的医学生、医院里的住培医师指明方向，照亮前路。

作为承担着教书育人崇高使命的高校教师，曹亚专注地上好每一堂课、做好每一个项目、带好每一名学生，承担起课堂教学改革、人才培养改革和科学研究的重任。她的坚持和执着将不利变为有利、将不可能变为可能、将失败变为成功。她不断学习医学教育理论和各种教学方法，精读医学教育史。2018年，她前往美国匹兹堡大学学习医学教育的新理念和课程创新方法。回国后，她在所承担的医学教育课程中不断优化融合这些教育理念，做到知行合一。她的课程始终关注以学生为中心的教育：学生的"学"是核心，学生"学到了什么"是关键，注重激发学生自主学习和终身学习的能力。她坚持课前做学情分析，制订适合学生的学习目标，在教学过程中优化选择并恰当整合不同教学方法和元素；在教学活动中及时融入教学诊断，适时改进教学方法和课程进度，不断践行基于"理论教学到技能教学再到床旁教学"的多维度医学教育课程创新，重构以学生为中心的课程目标和教学评价体系。

从教20余年，曹亚始终以帮助学生"学会、学好、会用、用好"为己任，从备课到研课再到创课，从课堂到实践再到校企协同育人，稳扎稳打、逐步升级，课前、课中、课后的每一个环节都精心准备、用心研究、专心实践，形成了"重实践、融理论、求创新、善传承"的教学内容体系和"科学严谨、理实结合、灵活多样"的教学风格。在课程开发方面，她致力于医学整合课程的开发和践行，为不同年级、

教师篇

不同专业的本科生、研究生及继续教育医生、护士量身定制合适的课程，培养其临床思维、情境意识、批判性思维、团队合作与沟通能力等，帮助他们将所学正确迁移到真实临床环境中，助力他们成为集知识、技能和医德于一体的医生。

曹亚注重创新思维，有热爱教育的定力和不忘初心的担当，与学校教师和学生共建教育家园。她在教育过程中不断进行科学研究，获批国家级教学项目1项、省级教研项目3项，发表核心论文若干篇，获省级创新大赛三等奖、校级教学成果奖特等奖等。面对荣誉，曹亚说："如何培养促进人民健康的医生以确保患者安全？唯有医学教育的改进和不断创新。麻醉学正在向围术期医学转变，在医疗团队中麻醉科医师扮演着极其重要的角色，作为促进临床实践最佳伙伴的我们也要紧跟时代，勇于实践和创新麻醉学教育。"

【榜样力量】临床医学教师承担了教学、科研、人才培养、社会服务等多种功能，因此，他们有多重身份。在面对患者时是医生，在面对实习生时是教师，不同身份之间的功能存在差别，但是不同身份可以相互结合。甘为雨露育桃李，愿作人梯铸师魂。在临床和教学一线默默耕耘的曹亚，把立德树人的初心与使命根植于思想、落实于行动，用20余年如一日的敬业与奉献秉烛育人，用心用爱用情当好一名"花匠"，浇灌学生成长。我们要将她身上的精神品质外化于行，将个人追求与国家和人民利益相结合，在新起点勇担新使命。

【实践践行】2016年8月，习近平总书记在全国卫生与健康大会上强调，"没有全民健康，就没有全面小康"。我国的医药卫生事业，正在实现由以治病为中心向以健康为中心的伟大转变。德才兼备医务工作者的培养，要从道德的养成和技能的传授等方面下功夫，在立德树人、医疗服务的全过程、各环节进行理想信念、业务能力、综合素质等全方位培养。要激发学生奋发向上、自我成才的意识和持之以恒的奋斗精神，引导学生多学习、多钻研、多问几个为什么，成为有思想、有创造性的医务工作者。

学 生 篇

松楠无惧东风　吾辈勇攀高峰

——记皖南医学院2014级本科生张忠楠（清华大学直博生）

　　静心沉淀探索专业内涵，科研直博寻求广阔发展。在充满机遇与挑战的道路上，他砥砺前行，在科研中实现了自我，在直博的道路上绽放异彩。一路走来，他披荆斩棘，不畏世俗的平凡，专注科研，珍惜每一次机遇，不断迎接挑战。他就是皖南医学院医学影像学院2014级医学影像学专业学生张忠楠，被北京大学、清华大学和北京生命科学研究所联合培养博士研究生项目（PTN项目）录取，于2019年入学从事神经科学的相关学习和研究。

不畏平凡勤思索，静心沉淀求学问

　　2014年6月，张忠楠拿到了人生中的大学录取通知书。看着"皖南医学院"几个大字，他的生命仿佛横开了一条栈道，平坦却又平淡——正如他的父亲告诉他："选择这个专业就是选择一个铁饭碗。""医学影像学"仿佛是一眼就能看清的人生方向，然而未来清晰可见的安稳生活，却并非张忠楠所渴望的。面对人生这条崭新的栈道，张忠楠并没有急于迈出决定人生方向的第一步，而是选择静心沉淀，打牢

学生篇

109

基础。

来到大学，张忠楠仍保持着高中时的学习习惯，相比于在游戏中浪费时间，他更愿意多花一些时间在知识的学习上。一本本难啃的医学专业书，让多少人心生怯意。而在张忠楠看来，学习更像是一场冒险旅行，所得所悟更像是野外生存的战利品。独有的学者般沉静与笃定，让他保持着雷打不动的自习习惯。他学习知识、汲取养分，多次获得校级奖学金。学习之外，阅读更成为他大学生涯里的一部分。无边的海洋里有各式各样的书籍，图书馆便成了他最好的靠岸点。在这里，他可以自由地航行于书籍文献的海洋，无畏于生命的平淡，在思想的灵动与飞跃中寻找人生栈道的答案，自然与哲学的火花在他的心头灼烧着，为梦想的开花结果灌溉出一片肥沃的土壤。

机会总是格外垂青有准备的人。正是张忠楠学习上的努力与踏实，让他得到了辅导员的"另眼相待"。周末辅导员推荐他进入"启明星小组"的一个电话，几乎改变了这个大男孩的整个大学生涯。当他自己还没反应过来时，"科研"就像被一股神奇的力量推到了他面前。

在人生出发伊始，有的人迷惘于生命的变幻莫测，有的人黯然于生命的平淡无奇，而张忠楠却能在这条平凡之路上摸索出属于他的方向。

初始平凡真面目，潜心修炼做科研

2015年8月进入"启明星小组"，成为张忠楠大学生涯最大的转折点。张忠楠常常开玩笑说自己是"天选之子"，在不乏优秀者的皖医学子中，幸运地来到了科研实验室从事科研方面的学习。然而这看似幸运，却是实力与努力的最好写照，是对不甘于平凡勇气的最好馈赠。对这份来之不易的幸运，张忠楠格外珍惜。

平时除了吃饭、睡觉和上课外，张忠楠几乎都待在实验室，熬夜更是家常便饭。为了实验，张忠楠可以不眠不休地在实验室待上一整夜。张忠楠经常因收集电生理实验数据一次次尝试到半夜，甚至因为回寝室太晚而被门卫拦下闹出过不少笑话。忍受着孤独和煎熬，张忠楠在实验中"苦中作乐"，忘记时间的飞逝，专注于实验本身，在科研的路上踽踽前行。

除了耐住寂寞做科研外，张忠楠更在不畏失败中总结成长。"一个人如果从头到尾没有失败过，那么就无法真正理解和珍惜最终的成功。"在建立抑郁症模型时，张忠楠尝试了很多方法都无法获取大鼠的准确行为模式。面对科研瓶颈，张忠楠没有气馁，而是继续查阅大量文献和科学理论资料，进行比对操作和资料分析。经过对资料和相关理论知识的研究，张忠楠开始试着改变一般文献给出的环境条件，最终检测到行为模式，为几个月来的辛苦努力交上了满意的答卷。"我们不能光看文献不动脑，在我们失败的时候，应该主动分析失败的原因，发现问题所在并及时解决它。"张忠楠如是说。

在汪萌芽教授等老师的指导下，他先后参与两项省级大学生创新创业训练计划项目（"抑郁症相关核心脑区的神经网络振荡观察""血氨升高对大鼠辐射热痛觉时反应量-效关系的影响"）的研究。从此，坚持实践出真知的学习理念，开展对科学问题的思考和求真探索的实验，成为他在校学习生活的主旋律。张忠楠曾先后向2016世界生命科学大会和中国神经科学学会第12届全国学术会议投递了英文论文摘要，并通过英文墙报的形式与参会的专家学者进行学术交流。随后，张忠楠又在安徽省神经科学学会学术年会上作了题为《伤害性刺激对抑郁症大鼠相关核心脑区神经网络振荡的影响》的学术报告，并获得大会颁发的优秀论文奖。2017年暑假，张忠楠不惧国内顶尖高校优秀大学生的竞争，申请并顺利通过了清华大学-北京大学生命科学联合中心（CLS）的选拔，获得了参加神经与认知科学暑期培训班学习的机会，并在学习期间表现优异，获得了周专教授的高度赞扬。2018年，张忠楠以第一作者身份将部分实验结果撰写成论文《夹尾刺激对大鼠背外

学
生
篇

111

侧前额叶和杏仁核神经网络振荡的影响》，发表在《皖南医学院学报》上。

走在这平凡的栈道上，一颗不甘平凡的心始终在为栈道外的风景跳动着。耐住寂寞，才赏得了这万千芳华；不畏失败，敢于质疑，才能让险峻的科研之巅开出成功的花儿。

不甘平凡再启航，直博清华终无憾

"机会是人主动争取的，而当机遇来临时，你要有足够的实力去抓住它。"张忠楠如是说。在实验课题取得一定进展后，他迫切地想要看看外面世界的样子。通过一番毛遂自荐，张忠楠先后参加了数场省级、国家级甚至世界级科学大会。一次次参会让他开阔了视野，意识到这个世界的广阔，而自己更不能局限于一方角落。当看到数十位诺贝尔奖得主齐聚一堂，在座谈会上侃侃而谈时，他决心把目标定高，一颗不甘平凡的种子就此萌发。凭着"初生牛犊不怕虎"的勇气，张忠楠踊跃参与大会，向世界生命科学大会投递英文论文摘要并在安徽省神经科学学会学术年会上作口头报告。

丰富的科研经历让张忠楠更加自信，借着这股自信的东风，张忠楠决定走上直博之路。在做了直博的决定后，张忠楠就开始收集相关资料，从"CLS"到"PTN"，从神经专业知识到每一位教授的名字及其所研究的课题，张忠楠做足准备，抓住每一个细节每一次机会，为直博而蓄力。尽管在此过程中家人曾反对，认为搞科研太辛苦，做一个影像医生挺好的，但最终张忠楠坚持的精神打动了父亲，父亲决定放手让他为自己不甘平凡的人生博一搏。在与国内众多"985"高校的优秀学子竞争的巨大压力下，张忠楠最终获得了PTN项目的录取资格，成为清华大学直博生，为他平凡的人生写下了这不平凡的一笔。

"梦想是一种号召力，你一定要知道自己想要什么，要定好目标，然后一步一个脚印地实现它。"这是张忠楠送给同样不甘平凡的学弟学妹的话，也是一直以来他对自己的要求。回首间，仍记得在图书馆内静心学习的时光，仍记得那些埋头做科研的日子，历经平凡到不甘平凡，张忠楠用他最朴素的平凡和不甘平凡的心，走上了人生更广阔的舞台，书写了生命里不平凡的一笔。

学
生
篇

自强自立　感恩前行

——记皖南医学院2016年度"安徽省十佳大学生"刘然

刘然，女，共青团员，皖南医学院药学院制药工程专业2015级本科生。她爱笑，爱漂亮，喜欢充满激情和挑战的生活，与人交谈时认真诚恳，给人大方稳重、活泼开朗的印象，她的乐观自信让人看不到一丝曾饱受病痛折磨的痕迹。凭借着坚忍不拔的精神与超出常人的努力，她在皖南医学院这一方小天地中唱响自己的励志之歌。她被评为2016年度"安徽省十佳大学生"，并获2016年度"中国大学生自强之星"提名奖，入围第十二届"中国大学生年度人物"。

身残志坚，自强不息——她是乐观向上的医学生

2015年9月，大学新生报到的第一天，大家对这个眼神里充满憧憬、身高不足1.3米、坐着轮椅的小姑娘充满了疑惑。她就是刘然——一名先天性成骨不全症患者。

先天性成骨不全症患者被形象地称为"瓷娃娃"，只要有一点轻微的碰撞，他们的骨骼就会像瓷器一样裂开。对普通人而言再正常不过的行动和自理，对他们而言却显得那样艰难。刘然的生活一直不易。

从小到大，只要一摔倒，必然会骨折，时间久了，甚至连打喷嚏她都会害怕。她的大腿就是在五年级的时候硬生生断裂成两截，至今仍靠钢板固定着。由于长期坐在轮椅上缺乏运动，肾结石等伴随而来的并发症阴影从未离开过她，大大小小的手术她不知经历过多少次。很难想象，这样一个弱小的女孩是怎样一步一步挺过这些难言的痛楚的。与身体的病弱相反的是刘然内心的强大，所有苦难都没有击垮她对这个世界的美好期盼。她在轮椅上不仅学会了自理，而且还学起了吹笛子，写起了散文。支撑着她的，不仅是面对苦痛不服输的决心，更是对生活的乐观态度。

顽强拼搏，奋勇争先——她是刻苦钻研的学习楷模

也许是因为从小就出入医院目睹医生救死扶伤的情景，刘然对医生这个职业充满了崇高的敬意。一直以来，刘然的梦想就是迈入医学殿堂的大门，实现自己心中的医者梦。当她得知自己被皖南医学院录取时，她坚定地对一直以来在身边陪读的妈妈说："不管有多大困难，我一定要去上学！"

穿上白大褂的那一刻，她坐在轮椅上那样兴奋，那样开心。医学院的课程非常紧张，当其他同学抱怨大学比高三还累时，她却十分珍惜每一次学习的机会；当其他同学觉得学习枯燥无味时，她却充满激情，和老师们一起探讨药学的发展史。学习药学导论时，她会提前搜集资料；学习化学时，她会把实验思路梳理得清晰明了，在小组实验中充当主力军。但生活有时就喜欢和她开玩笑，病痛前脚跟着后脚折磨她。由于坐轮椅上厕所不方便，她就尽量少喝水，然而这样导致她患上了肾结石，她不得不再次躺在病床上接受治疗。纵使上天给她种种苦难，她依旧不屈不挠，世界以痛吻她，她报之以歌。治疗好后，她立马重返校园，无论刮风下雨，还是天寒地冻，她从未因为身体问

学
生
篇

115

题而缺课，图书馆、自习室、教室里，随处可见她埋头苦学的背影，她的专业课成绩每门都是班级前三名。

不仅如此，她还很爱看书。无论是专业书籍还是杂志小说，她均有涉猎。去她的宿舍，可以看到书桌上小山似的书堆。同学们都称刘然为名副其实的学霸，她不好意思地说："我只是比其他同学多用心了一点，其实只要用心，人人都能当'学霸'。"

怀揣感恩，爱心接力——她是青春正能量的典型代表

在同学们的眼里，刘然是个乐于奉献的可爱姑娘。她从来不因为身体原因而疏离集体。相反，学院里组织的各类活动，她都积极参与，身体力行。在校团委举办的寝室文化大赛中，她和室友们一起编排了手语舞《感恩的心》，节目获得众多好评，一举获得一等奖。在校运动会上，她虽然腿脚不便，但一定会在看台上和同学们一起为选手加油。2016年暑假，她参与"皖医医疗服务行"志愿服务队，足迹遍及安徽合肥、阜阳等多个市县，开展了数场社会调研、医疗卫生服务、社会公益宣传等实践活动，取得了良好的社会反响和效果，其所在团队获得校"暑期优秀实践团队"荣誉称号。2016年9月，她跟随药学院"秋葵子"志愿服务队前往芜湖儒林西苑社区开展志愿服务活动。2016年10月，她组织同学们在芜湖市弋江区马塘养老中心开展了以"温暖马塘，关爱老人"为主题的志愿服务活动。仅2016年，刘然就参加各类志愿服务活动20余次。

赠人玫瑰，手留余香，助人即助己。在公益的道路上，刘然一路前行，一路温馨。她说："一路走来，是社会、是老师、是身边的同学给了我很多有形和无形的帮助，才让我走到了今天，所以我要把这份爱继续传递下去，最终报效社会。"

刘然，这个被上帝亲吻过的天使，这个相信"那些在生活经历中

学会了忍受痛苦而不为痛苦所折服的人才是幸福的"的坚强女孩，用自己的努力、坚强、乐观，一步一步在成长的道路上"奔跑"。是的，在人生的旅途中，"站起来"不一定是一种行走方式，它更是一种人生态度！

用大爱续航生命　以奉献书写青春

——记皖南医学院研究生捐献造血干细胞第一例钱勇

　　钱勇，男，中共预备党员，皖南医学院研究生学院2020级外科学硕士研究生。他具有坚定的理想信念和较强的政治素养，学习刻苦努力，获校"学业优秀"二等奖学金2次、三等奖学金1次；平时积极参与社区义诊、疫情防控等志愿服务活动，多次参加无偿献血活动，总计献血量达1600毫升。2022年5月24日早上7点开始，他历时5个半小时，捐献了210毫升造血干细胞。他是学校和芜湖市研究生捐献造血干细胞第一例，也是学校在校生（含本科生）第3例、芜湖市第27例造血干细胞捐献者。钱勇的先进事迹被《大江晚报》《江淮晨报》、安徽新闻网等主流媒体报道转载。2022年10月，钱勇获2022年度皖南医学院"十佳大学生"荣誉称号；2023年3月，钱勇入选安徽省"十佳""百优"大学生。

坚定理想信念，潜心刻苦学习

　　作为一名学生党员，钱勇注重政治理论学习，坚持用习近平新时代中国特色社会主义思想武装头脑、指导实践，坚定政治信仰。作为班长，他主动了解并积极解决同学们急难愁盼问题，组织同学们参加志愿服务活动。

他积极学习本专业和医学领域前沿知识，钻研国内外医学文献，主动参与相关诊疗操作，不断提升理论知识水平和医学操作技能。他积极参与临床规培轮转，认真对待每一位病人。他耐心接诊病患，仔细询问患者病情，持续跟踪病人情况。他立志做一名合格且优秀的外科医生，积极参加科室教学、技能培训等相关活动，认真总结自己在轮转过的科室到底学到了什么、哪些还没有掌握，主动向导师、带教老师请教。他一直在外科医生的道路上努力学习，争做老师们说的"多面手"，而不仅仅局限于掌握所在科室的专业知识和技能。多少次三更半夜，他拖着疲惫的身体走在回宿舍的路上，但他的心情是喜悦的，因为他又救助了一个病人，又学会了一些技能。

热血捐献骨髓，彰显使命担当

他乐于助人，曾是大学生志愿服务总队队长，多次组织并参加志愿服务活动，获校"优秀青年志愿者"荣誉称号。2015年，他在进行无偿献血时加入中华骨髓库。2022年4月1日，他接到安徽省红十字会通知，获悉自己与广西南宁一名24岁危重白血病患者造血干细胞初步配型成功。患者正值青春绽放的时候，却遭此厄运，生命垂危，而且对方还是一名年轻的上等兵。钱勇听闻对方的遭遇后，第一时间同意并积极要求捐献造血干细胞，为患者的生命带去希望。他当即就向红十字会的工作人员了解捐献前的准备工作。他改变饮食习惯，调整作息，运动减重4公斤改善体质，就是为了能有一个更健康的身体，为捐献做好准备。经过抽血、高分辨配型、体检（内科检查、外科检查、心脏检查）、签署捐献知情同意书等一系列捐献前准备流程，2022年5月19日，钱勇入住弋矶山医院血液内科，开始进行为期5天的动员剂注射以促进自身产生更多的造血干细胞释放至外周血，并且每天要抽血检测血液中干细胞浓度直至达到捐献合格标准。5月24日早上7点正式开始捐献，抽取外周血，经分离机分出所需要的造血干细胞。所需要的捐献量由患者体重决定。捐献过程持续5个半小时，最后成功完成了210毫升造血干细胞的采集。造血干细胞被第一时间用专机送往病人所在医院，并成功救治了该患者。

钱勇的捐献善举和爱心奉献，充分展现了一名医学生应有的使命与担当，他用真情体现医者仁心，用热血书写大爱无疆，以实际行动践行"健康所系，性命相托"的医学生誓言。这种在人与人之间传递的大爱，是世间最强大的力量，也必将引领更多人传递人间大爱。

历尽千帆初心坚　圆梦未名湖畔时

——记皖南医学院麻醉学院2019级本科生陈子天

陈子天，男，中共党员，皖南医学院麻醉学院2019级麻醉学专业本科生，2024届安徽省普通高等学校优秀毕业生，现已被北京大学医学部录取攻读麻醉学专业硕士学位。

政治理论，武装自我

坚持思想建党、理论强党，是习近平总书记关于党的建设的重要思想的重要方面，也是中国共产党的鲜明特色和光荣传统。作为一名光荣的中共党员，陈子天积极学习党的创新理论，坚持用习近平新时代中国特色社会主义思想武装头脑、指导实践，积极参加党史学习教育、学习贯彻习近平新时代中国特色社会主义思想主题教育、党纪学习教育，深刻理解把握习近平新时代中国特色社会主义思想的真理力量和实践伟力，汲取前行力量和奋斗精神，坚定拥护"两个确立"，坚决做到"两个维护"，曾获校"优秀共产党员""青马班优秀学员"等荣誉称号。

学生篇

励志勤学，提升自我

立身百行，以学为基。作为新时代大学生，陈子天始终铭记习近平总书记的殷切寄语，把"勤学、修德、明辨、笃实"八字箴言作为安身立命之本，把"勤学"作为首要任务，在学习上高标准要求自己，在攀登知识高峰中追求卓越，下得苦功夫，求得真学问。即便在从事繁忙的学生会工作期间，他也能统筹兼顾好学业，所有课业均一次通过，综合测评位列专业前1%，获校"学业优秀"等奖学金13次，获校"三好学生""优秀学子""优秀大学生"等荣誉称号。

实践工作，磨炼自我

2021—2022学年，陈子天是校学生会主席团成员，秉承"全心全意为人民服务"这一根本宗旨，组织多场校级活动，认真落实学生会服务同学、思想引领、学风建设等主责主业。同时，他积极参加学院志愿服务队的志愿服务活动，努力在实践中增长见识和才干。大一至大三，陈子天参加近百场活动，积极保障活动的顺利举办，为群众、为同学服务，获校"优秀学生干部""优秀青年志愿者"等荣誉称号。

青年者，国家之魂。作为新一代皖医青年，陈子天在新时代新征程上，将进一步坚定理想信念，志存高远、勇毅前行。

知不足而奋进　望远山而力行

——记皖南医学院药学院2020级本科生闫晓文

闫晓文，女，中共党员，皖南医学院药学院2020级药物制剂专业本科生，2024届安徽省普通高等学校优秀毕业生，现已被中国药科大学录取攻读药学专业硕士学位。

与时俱进，紧跟党走

闫晓文入校以来，积极向党组织靠拢，入学之初便向党组织递交入党申请书，并积极主动学习党的相关理论知识，不断提高自身的政治素养，坚定理想信念，自觉拥护党的领导，定期向党组织汇报思想，于2022年6月成为一名光荣的中国共产党党员。

学习刻苦，态度端正

作为当代青年大学生，闫晓文在校期间认真学习专业课知识，保质保量完成各项学习任务，曾获校"学业优秀"奖学金3次以及"科技

学
生
篇

创新""文艺活动"等单项奖学金，并多次获得校"三好学生""优秀学生干部"等荣誉称号。同时，她还注重提高自己的技能和素养，已通过英语四、六级考试和计算机二级考试等。

全面发展，回馈社会

鲁迅先生说："有一分热，发一分光。就令萤火一般，也可以在黑暗里发一点光，不必等候炬火。"闫晓文积极参加寒暑假社会实践活动，组建"晓星尘"志愿服务队，先后参与"连云港东站文明共建活动""走进西苑中学，医护知识进校园"等活动，增强了社会责任感和社会适应能力，也更加坚定了好好学习、奉献社会的理想信念。

时节不居，岁月如流，大学生活转瞬即逝，闫晓文非常感谢学校提供的平台让她站得更高、看得更远，让她在四年宝贵的时光中自由生长、坚定信念。"追风赶月莫停留，平芜尽处是春山"是闫晓文的人生信条，她表示在以后的学习和工作中，将更加努力提高自身的素质和修养，砥砺奋进、勇毅前行。

基层广阔天地　青年大有可为

——记皖南医学院人文与管理学院2020级本科生赵庆伟

赵庆伟，男，中共党员，皖南医学院人文与管理学院2020级法学专业本科生，2024年6月响应国家号召参加大学生志愿服务西部计划。

信仰如炬，敢于担当

赵庆伟入校以来，积极向党组织靠拢，2023年11月成为一名光荣的中国共产党党员。他参加中共芜湖市委党校、中共皖南医学院委员会党校举办的培训班，获学校党校第五十六期培训班"优秀学员"称号；他坚守党的信仰，立志做有理想、敢担当、能吃苦、肯奋斗的新时代好青年；他积极发挥党员先锋模范作用，履行学生干部职责，积极参加学校各项活动，获得校"优秀大学生""优秀共青团干部""优秀学生干部""优秀共青团员""三好学生"等荣誉称号。

学
生
篇

125

扬帆计划，踏浪逐光

躬身实践，知行合一。赵庆伟利用暑假时间积极参加共青团芜湖市委、共青团广德市委开展的大学生实习"扬帆计划"活动，通过实习熟悉真实的工作环境，接受岗位锻炼，不断提高社会化能力和综合就业能力。他认真规划职业生涯，入选芜湖市"明日鸠兹"青年人才库。

志愿服务，青春激昂

团结青春力量，焕发青年光彩，是他的梦想与追求。任校青年志愿者服务中心副主任、人文与管理学院博谙志愿服务队队长期间，赵庆伟组织多项主题志愿服务活动，被《安徽日报》《芜湖日报》等多家主流媒体报道；多次带领暑期"三下乡"社会实践团队、寒假"返家乡"社会实践团队开展法律知识宣讲，贴近社区、贴近农村，为基层人民做贡献。他的志愿服务时长累计达480小时，多次获"优秀青年志愿者"称号。他和所带团队分别曾获安徽省大中专学生志愿者暑期"三下乡"社会实践活动"优秀个人""优秀实践团队"等称号。

基层是青年了解国情、增长才干、砥砺品格的最好课堂，也是他们施展才华、干事创业、实现发展的火热熔炉。在毕业之际，赵庆伟积极报名参加大学生志愿服务西部计划，立志把个人的理想追求融入党和国家事业之中，到基层建功立业，让青春之花绽放在祖国最需要的地方。

躬身实践守初心　青春建功担使命

——记皖南医学院公共卫生学院2019级本科生艾佳

艾佳，女，中共党员，皖南医学院公共卫生学院2019级预防医学专业本科生。曾获2022年安徽省大中专学生志愿者暑期"三下乡"社会实践活动"优秀个人"、2022年度校"十佳大学生"、2024届安徽省普通高等学校优秀毕业生等荣誉称号。现已签约上海市宝山区淞南镇社区卫生服务中心。

知是行之始，在理想信念中汲取实践动力

青年兴则国家兴，青年强则国家强。当代青年首先要做的就是坚定理想信念，加强思想建设。艾佳积极参加安徽省"青马工程"高校班、校"青马工程"骨干培训班学习，多次组织带领同学开展专题学习会，学习贯彻习近平总书记系列重要讲话精神，曾获校"优秀共青团员""优秀学生干部"等荣誉称号，2022年11月成为一名光荣的中国共产党党员。

学
生
篇

127

行是知之成，在不懈奋斗中激荡实践动能

立足专业，深耕不辍。艾佳充分发挥党员模范带头作用，利用专业所长服务基层、奉献社会，带领团队成员前往乡村振兴定点帮扶村开展暑期"三下乡"社会实践活动，组织带领全国重点团队"青马"社会实践团前往多地文明实践站开展理论宣讲63场，服务群众900余人；参加"强国有我，'核'你一起""少先队实践营"等专项实践活动，引导和帮助少年儿童树立大卫生、大健康的理念，获校"优秀志愿者"等荣誉称号。

知行合一，在广阔天地中展现实践本色

日积月累见功勋，山穷水尽惜寸阴。在校期间，艾佳综合成绩名列年级前茅，先后获单项奖学金20余项。她担任校学生会主席时，组织开展"最美学习笔记"评选、"科创训练营"等活动，切实做到全心全意为同学服务。同时，她将参加社会实践活动的收获进行总结升华，参加"互联网+""挑战杯"等系列竞赛，获省级银奖一项、铜奖两项、校级银奖两项、二等奖一项，并在第十六届安徽省大学生职业生涯规划大赛中获一等奖。

雄关漫道真如铁，而今迈步从头越。丰富的实践经历让艾佳收获了充实、温暖和无悔的青春回忆，今后，艾佳将继续脚踏实地、开拓进取，做求实自强的青年学子，做朝气蓬勃的中国青年。

自找"苦"吃　先苦后甜

——记皖南医学院临床医学院2018级本科生张江辉

张江辉，男，中共党员，皖南医学院临床医学院2018级全科医学专业本科生，2023届安徽省普通高等学校优秀毕业生，2023年3月响应国家号召参军入伍。

"苦"是一种坚持

张江辉来自一个建档立卡贫困户，但家庭经济上的拮据从来不是他前进路上的绊脚石，反而是磨砺他的"磨刀石"，也造就了其吃苦耐劳、坚毅果敢、谦逊仁爱的性格。在国家资助政策的帮助下，2018年张江辉进入皖南医学院临床医学院（免费医学定向生），开启了新的大学生活。求学期间，他在安排好自己的学习、生活之余，总琢磨着要做点什么，在实践中磨砺自己。因为自己淋过雨，所以想为他人撑把伞。一次，他在外出活动时，接触到了自闭症儿童——一群"来自星星的孩子"。通过交流，张江辉了解到这些孩子有着自己的世界，他们渴望与外界交流和分享，但因为群体特殊性，很难有外界的志愿者走进他们的世界。在得知这一情况后，张江辉当即决定要成为一名辅教

学生篇

志愿者，尽自己所能去帮助这群"来自星星的孩子"。于是，春夏秋冬、风霜雨雪，他从不缺席。

"苦"是一种快乐

在学院的支持下，张江辉组建了春芽志愿服务队——一支以关爱"来自星星的孩子"为主要服务项目的大学生队伍。他以辅教自闭症儿童为特色，积极打造"春芽驿站""星青年故事汇"等品牌，并通过线上线下相结合的方式开展"星青年交流会"，积极传递爱与责任；他用文字记录自己的志愿服务经历与感悟，并多次撰写文章在《志愿青年学刊》上发表；他带领同学们开展的活动被光明网等媒体累计报道百余次，取得了良好的社会效应；他组建"星青年公益之家"，吸引了一批青年大学生加入这个大家庭奉献爱心。经过不懈努力，春芽志愿服务队的影响力、感召力不断提升，现已有志愿者2400余人，提供辅教志愿者累计7800余人次，服务时长达68400余小时，服务特殊儿童1180余人，覆盖芜湖市90%以上特殊儿童家庭，同时还开展其他主题活动306场，志愿服务时长达261800余小时。看着春芽志愿服务队如它的名字般，春日萌芽，茁壮成长，张江辉虽苦但心里却乐开了花。

"苦"是一种成长

四年多辛勤耕耘，四年多苦中作乐，"春芽"茁壮成长，果实累累。春芽志愿服务队2020年被评为安徽省大中专学生志愿者暑期"三下乡"社会实践活动"优秀实践团队"；2021年在全国"百强志愿·挥洒仲夏"志愿服务比学赶超主题活动中，以第一名的成绩荣获"2021年志愿服务比学赶超·百强志愿服务组织"称号，2022年再次跻身全国十强（第八）；2021年在"请党放心　强国有我"2021全国大学生"千校千项"网络展示活动中上榜全国500强优秀团队名单。同时，张江辉将"春芽"系列品牌进行转化，积极申报或参与各类创新创业课题和比赛并取得优异成绩：在第七届安徽省"互联网+"大学生创新创业大赛"青年红色筑梦之旅"赛道中斩获银奖，2022年获第六届安徽省青年志愿服务项目大赛银奖，"春芽驿站——星青年公益之家"云平台综合排名长期位居芜湖市"青年之家"优秀榜单第一名，在第四届安徽省"青年之家"优秀活动项目评选中获二等奖，多次获校志愿服务项目大赛金奖。而张江辉个人，连续三年综合测评排名专业第一，获国家励志奖学金3次，获"百强志愿者"荣誉称号2次，累计获得国家级奖项14项、省级奖项8项、校级奖项22项。长期的坚持带来的不仅是荣誉，更重要的是社会责任的塑造、创新精神的培养，以及在理想与现实摩擦中的全方位成长。他积极投身"返家乡"社会实践等活动，组织和参与支医、支教、疫情防控等志愿服务工作，在志愿汇平台签到时长达1600余小时；他加入联合国儿童基金会"月捐计划"，将奖学金不定向捐赠给贫困地区儿童；他加入校遗体捐献站志愿者队伍，2019年被评为校"优秀志愿者"；2021年，他前往离家1800多公里的云南曲靖支教，被评为武汉市守望者青少年服务中心"优秀志愿者"。

"苦"也是一种甜

在成长的路上，张江辉始终牢记习近平总书记的教诲，他对自己的首要要求就是"自找苦吃"。2023年3月，在大学生涯即将结束之际，他积极响应国家号召参军入伍，又一次踏上了"自找苦吃"的新征程。大学辅导员曾问他退役后有什么打算，张江辉说："作为一名免费医学定向生，我想回到我签约的基层单位工作，在基层这个广阔的大舞台上，继续'自找苦吃'，助力乡村振兴，为人生加点'糖'；作为一名

学生篇

军人，如果祖国需要我，我时刻做好准备，若有战，召必回，战必胜。"

回首五年校园生活，张江辉在"自找苦吃"中不断充实和挑战自我，用一颗炽热的心奉献社会；展望未来，张江辉将努力做一名腹中有才、心中有爱、眼中有光、肩上有责的时代新人，让青春在党和人民最需要的地方绽放绚丽之花。

浮云海岱　如砥如歌

——记皖南医学院法医学院2018级本科生窦润庭

窦润庭，男，中共党员，皖南医学院法医学院2018级法医学专业本科生，2023届安徽省普通高等学校优秀毕业生，现已被复旦大学录取攻读法医学专业硕士学位。

勤学善思，自强不息

2018年9月，窦润庭翻开人生征程崭新的一页，成为法医学院的一名学子，朝着未知而新奇的大学生活前进。在校期间，窦润庭深信"学向勤中得"，严格遵守校规校纪，利用好学校优质的学习资源，扎实完成各科目学习，一次性通过大学英语四、六级考试和计算机二级考试，并多次参加"互联网+"大学生创新创业大赛，取得了优异成绩。大学期间，窦润庭连续多次获得校"学业优秀"奖学金、"科技创新"奖学金和"优秀学生干部"等荣誉称号。

学
生
篇

坚定信念，尽职尽责

入学后不久，窦润庭怀着激动的心情向党组织递交了入党申请书，积极向党组织靠拢。他认真学习党的理论知识，不断提高政治修养，坚定理想信念，2021年5月成为一名光荣的中国共产党党员。作为院团委学生会宣传部的一员，窦润庭在各方面严格要求自己，虚心学习、尽职尽责，带领同学们积极举办各种特色活动，如法医特色手抄报评选、抗疫专题作品征集、团建舞蹈编排等，并及时进行宣传报道。他还乐于参加各项实践活动，如暑期"三下乡"社会实践活动、赭山公园志愿活动等，充分发挥党员先锋模范作用，以实际行动践行对党的铮铮誓言。

逐梦科研，锐意进取

完成学业之余，窦润庭加入了生理学省级重点学科人才培养计划"启明星小组"，在学院和实验室指导老师的帮助下开展科学实验探索。他主持了省级大学生创新创业训练计划项目"大鼠骨髓嗜多染红细胞微核率与辐射损伤效应的相关性研究"及校大学生科研资助金项目"利用皮肤电导研究放射性皮肤损伤小鼠不同时相汗腺功能变化"；以第一作者在第39届国际生理科学联合会大会投稿会议墙报，并在会上参与墙报讨论；参加安徽省神经科学学会第12次学术年会，并投稿一篇会议摘要。此外，窦润庭还积极参加大学生科研竞赛，获第五届安徽省大学生生命科学竞赛二等奖、第八届全国大学生基础医学创新研究暨实验设计论坛分区赛（法医赛道）优秀奖。通过参加科研活动，窦润庭接触到了前沿的科研问题，培养了主动思考、钻研探索的能力，感受到了科学研究的魅力，更加坚定了继续学习、提升自我的决心。

星光不问赶路人，时光不负有心人。回首五年，窦润庭脚踏实地、积极进取、不断创新；展望未来，他将怀揣着对生命的敬畏、对医学的热爱，重新起航，去拼搏更加灿烂的人生。

志之所趋　无远弗届

——记皖南医学院检验学院2019级本科生方颖

方颖，女，中共党员，皖南医学院检验学院2019级卫生检验与检疫专业本科生，2023届安徽省普通高等学校优秀毕业生，现已被复旦大学录取攻读劳动卫生与环境卫生学专业硕士学位。

心怀入党奉献梦

赤诚心向党，奋斗正当时。新生入学伊始，方颖积极向党组织递交了入党申请书。经过组织层层考验，她于2021年5月成为一名光荣的中国共产党党员。方颖深知"人生的价值在于奉献"，党员身份不仅仅是一种光荣，更意味着一份责任。在寒暑假期间，她放弃难得的休息时间，积极参加"三下乡"、防诈宣传等社会实践活动。党员的身份让她以人民群众的利益为重，医学生的誓言让她以守护人民健康为目标。她曾获校"优秀共产党员"荣誉称号。

深耕科研创新路

从"小白""菜鸟"到SCI文章第一作者，方颖说："这一路布满荆棘，只有能吃苦、优秀的人才能在这条路上走下去。"2019年入学时，秉承着对科学研究的向往和热爱，方颖加入了孙恩涛教授的"晨馨"创新人才培养团队，从事螨类线粒体基因组学研究。她在一次又一次的历练中掌握本领、丰富知识，在一次又一次枯燥乏味的"挑螨"中培养追求卓越的科研精神，在一次又一次的多维度生信分析中发现科研的乐趣，在一次又一次的组会交流和文献研读中拓展研究思维，她从一位懵懂的科研"小白"慢慢成长起来。虽然科研的道路布满荆棘，但方颖始终抱着对科研的极大热情，最终守得云开见月明，收获了属于自己的成果。2022年2月，她在《热带病与寄生虫学》上发表中文综述一篇，2022年8月在 *Journal of Stored Products Research* 上发表英文学术论文一篇；2022年12月，受邀在线上参加第16届国际蜱螨学大会并作学术汇报。此外，她还获批国家级大学生创新训练计划项目一项，并以第一负责人参加第四届安徽省大学生生命科学竞赛和第十届"挑战杯"安徽省大学生课外学术科技作品竞赛，均获二等奖。

青春校园展风采

青春在校园里熠熠生辉。作为班级学习委员，方颖主持开展学科竞赛、英语考级帮扶等活动，引领朋辈成长，提升同学们的学习积极性和自主性，解决同学们的学习疑虑与困难。作为校英语角社团社长，她以拓宽学生兴趣、发展社员能力为目标，组织开展英语演讲比赛、外教交流会等活动，为校园活动增添风采。

学
生
篇

心之所向，素履以往。考研一直是方颖立志追逐的梦想，为此，她认真学习每一门功课，按时完成每一次作业，用心对待每一次考试。在夜以继日的不懈努力下，她连续三年专业成绩、综合测评成绩排名年级第一，曾获国家奖学金、国家励志奖学金及校"十佳大学生""三好学生标兵"等荣誉称号，累计获奖20余项。秉持着为人民群众健康服务的初心，她选择报考复旦大学继续学术研究之路，在青春的赛道上奋力奔跑，展现最美风采。

　　星光不负赶路人，岁月不负追梦者。漫漫未来路，方颖将继续以饱满的热情和严格的自我要求迎接未来的挑战，谨记为人民群众健康服务的初心，行而不辍、履践致远，为公共卫生事业发展贡献自己的力量。

奋勇拼搏展风采　驰骋疆场献青春

——记皖南医学院医学信息学院2019级本科生方进

方进，男，中共党员，皖南医学院医学信息学院2019级信息管理与信息系统专业本科生，2023届安徽省普通高等学校优秀毕业生，现响应国家号召参军入伍，成为一名空降兵。

信念坚定，勇于担当

大学入学不久，方进便递交了入党申请书，积极向党组织靠拢，定期汇报思想，并于2021年6月成为一名光荣的中国共产党党员。他注重政治理论学习，通过参加安徽省"青马工程"大学生骨干培训班和党校培训班学习，进一步坚定理想信念，提升思想觉悟。在党支部工作中，他敢于担当、勇于作为，积极参加党员活动，把全心全意为人民服务的宗旨付诸行动；在日常生活中，他关心时政，热心公益，乐于实践，以实际行动拥护党的路线方针政策，时刻以党员的标准严格要求自己，从小事做起、从点滴做起，发挥党员先锋模范作用。

学生篇

脚踏实地，刻苦钻研

不读书则义理无由明。大学期间，方进始终保持求真务实、虚心请教的学习态度，不断提高文化水平和个人修养，综合测评连续三年位列专业前2%，获国家励志奖学金1次、校单项奖学金12次，获校"三好学生""优秀学生干部""优秀学生会干部""优秀实习生"等荣誉称号。在任学院团委兼职副书记和学生会主席期间，他认真负责地做好每一项工作，组织开展好每一项活动，既有程序设计大赛等科技创新类比赛，又有十佳歌手比赛、演讲比赛、趣味运动会等文化、体育类活动，受到了师生的一致好评。

立足自身，奉献青春

奉献是一种快乐。方进始终践行"奉献、友爱、互助、进步"的志愿精神，在无私奉献中提升自我。疫情防控期间，他义无反顾地投身家乡和学校的战"疫"工作并获得表彰。在日常学习生活中，方进积极参加志愿服务行动，聚焦青春责任，传递志愿精神，累计志愿服务时长达200余小时，获志愿服务活动类荣誉10余项，以实际行动展现了新时代青年的责任与担当。

参军入伍，报效祖国

青春选择安逸，就会平淡无奇；青春选择奋斗，总会绽放光彩。在大学毕业面临人生道路选择时，方进毅然决然地选择了参军入伍，报效祖国。入伍以来，他刻苦训练，严格要求自己，新兵训练成绩突出，专业训练成绩拔尖。凭借过硬的军事素质和优良的作风，方进被评为"军事理论标兵"。

前程万里，毛羽须丰，一旦奋飞何其雄。未来，方进将继续努力学习、脚踏实地、苦练本领，在部队这个大舞台上施展才华，在军营这个大熔炉里淬炼成钢，奋力书写绚烂无悔的青春篇章。

致知力行　踵事增华

——记皖南医学院研究生学院2020级研究生闫干干

闫干干，男，共青团员，皖南医学院研究生学院2020级药理学专业研究生，2023届安徽省普通高等学校优秀毕业生，现已入职西湖制药（杭州）有限公司。

锐意进取，勇攀高峰

艰难方显勇毅，磨砺始得玉成。作为一名在校研究生，闫干干深知学生应以学业为重，只有掌握扎实的学识、练就过硬的本领，将来才能更好地为社会、为人民服务。求学期间，科学研究与社会实践是闫干干生活中的两条主线，秉承着"精医、尚德、求实、自强"的校训，他在逐梦路上奋力前进，曾获国家奖学金、研究生学业奖学金（一等），以及安徽省研究生"创新创业之星"、校"十佳大学生"等荣誉称号。2023年5月4日，《人民日报》刊登了2021—2022学年度研究生国家奖学金获奖学生代表名录，展示了全国4.5万名研究生国家奖学金获奖学生中的100名优秀代表风采，闫干干成功入选，这也是安徽省唯一获得风采展示机会的硕士研究生代表。

勤学钻研，耕厚基础

践行明大志，恪职而守责。闫干干始终秉承严谨的求学态度，怀揣热忱的科研情怀，刻苦钻研，多思好问，取得了优异的科研成果。他聚焦新冠疫情，建立新冠病毒小分子抑制剂高通量筛选模型，为抗病毒药物的发现提供新思路。读研期间，闫干干共发表论文14篇，其中以第一作者或共同第一作者在 Journal of Medical Virology、Bio-Protocol、《生物工程学报》《细胞与分子免疫学杂志》《药学学报》《中国现代应用药学》《生命的化学》等期刊发表论文9篇；利用荧光偏振技术将科研成果进行转化，申请和参与国家发明专利3项，主持安徽省教育厅高校自然科学研究项目1项。

乐于奉献，勇于担当

关怀暖人心，厚德而至善。闫干干在紧张忙碌的科研之余，积极组织并参加各类社会实践活动。他参加安徽省脱贫攻坚第三方监测评估并担任小队负责人，主动承担山高路远、任务艰苦的调研工作，带领团队成员出色完成了工作任务。他组织成立"工作细胞"小分队，积极参加运动会后勤保障、研究生考试保障等志愿服务活动，组织爱国主义教育活动。在同学们眼中，"热情、善良、靠谱"是他的标签，也是他用实际行动为群众服务的真实写照。

在皖医的求学生涯虽已结束，但追求上进的脚步永不停歇。作为一名皖医人，闫干干牢记"艰苦创业、求实自强、奉献社会"的皖医精神，继续怀揣对科研的热爱，努力在新的广阔舞台上施展才干，在实践中绽放出更加绚丽的青春之花。

青春正逢盛世　奋斗恰如其时

——记皖南医学院公共卫生学院2018级本科生武素芳

武素芳，女，中共党员，皖南医学院公共卫生学院2018级预防医学专业本科生，2023届安徽省普通高等学校优秀毕业生，现已被南京医科大学录取攻读公共卫生专业硕士学位。

坚定信念，不忘初心

青春之火，为民族而燃烧；青年之心，为祖国而跳动。逐梦青春，需要有坚定的理想信念。武素芳自入学以来就积极向党组织靠拢，认真学习党章和党史，时时刻刻以党员的标准严格要求自己，在党校培训班中被评为"优秀学员"，在"四史"知识竞赛中获校级二等奖。除了加强政治理论学习外，她还在实践中不断提高政治修养，于2022年12月成为一名光荣的中国共产党党员。在学校，她主动帮助学习和生活上有困难的同学，在班级中有一定的凝聚力和号召力；在实习点，她以饱满的热情、负责的态度和专业的技能积极工作，贡献青春力量。武素芳学习刻苦，严谨务实，勇于担当，表现突出，被评为校"优秀共产党员"。

厚积薄发，刻苦自强

立身以立学为先，立学以读书为本。武素芳深知学生要以学业为重，只有掌握扎实的学识、练就过硬的本领，将来才能更好地为人民服务，因此大学期间她勤奋刻苦，学有余力的同时不忘帮助其他同学共同进步。她大学专业综合成绩排名年级第7，共获国家励志奖学金4次，被评为校"优秀学子"1次、"三好学生标兵"1次、"三好学生"3次、"优秀共青团员"2次、优秀共青团干部"1次，并考取了计算机、普通话、英语等相关等级证书。

开拓创新，锐意进取

新征程击鼓催征，新使命时不我待。在学习和实践之余，武素芳积极参加各类创新创业项目，不断提升科研创新能力。她在第七届皖南医学院"互联网+"大学生创新创业大赛中获创意组优秀奖，主持省级大学生创新创业训练计划项目1项。同时，组织参与校级、省级科研课题，均已顺利结题；参与发表论文1篇。

服务集体，奉献社会

初心在胸中，使命在肩上。身为班长，她尽职尽责，认真完成班级各项工作；身为副团支书，她协助团支书开展各种团日活动；身为心理委员，她及时了解班级同学的心理状况和行为变化，为同学排忧解难。武素芳带领班级同学积极向上，营造良好的班风学风，其所在

学生篇

班级被评为校"书香班级""优良学风班""五四红旗团支部"。同时，武素芳始终秉承服务社会、心系群众的实践理念，作为"芦花"志愿服务队成员，她积极参加各种志愿服务活动，用实际行动彰显青年的责任与担当。

青春不设限，成长正当时。路虽远，行则将至；事虽难，做则必成。未来，武素芳将继续勤奋刻苦，不断提升自己，回报社会，用奋斗描绘青春梦想，用拼搏书写绚丽华章。

青春当燃　有我在场

——记皖南医学院临床医学院2017级本科生熊苏婉

　　熊苏婉，女，中共党员，皖南医学院临床医学院2017级临床医学专业本科生，2022届安徽省普通高等学校优秀毕业生，现已被南京医科大学录取攻读儿科学专业硕士学位。

青春当有我信仰坚定、敢于担当的样子

　　心中有信仰，脚下有力量。大一刚入学，熊苏婉便向党组织递交了入党申请书，积极向党组织靠拢，认真学习党的理论知识，常学常思、常做常悟，不断提升自身的政治敏锐性、洞察力和鉴别力，同时定期向党组织汇报思想。2020年12月3日，熊苏婉成为一名光荣的中国共产党党员。2021年，熊苏婉虽然正在忙着实习、考研等，任务繁重，但仍毫不犹豫地接受担任党支部委员的任务，与其他委员一同做好党支部的标准化建设、党员发展、"三会一课"、毕业党员档案审核等工作。她不怕苦、不畏难，以强烈的责任感和使命感，不断督促自己，出色地完成工作，得到老师和同学们的一致好评，多次在党支部民主评议中获优秀等次。

学
生
篇

147

青春当有我踔厉奋发、敢于吃苦的样子

作为当代青年大学生，熊苏婉勤学善思，刻苦钻研各门专业课知识，充分发挥"挤"和"钻"的精神，扎实走好每一个脚印。求学期间，她深知"莫负春光，唯有读书"的道理，课余时间泡在图书馆或教室是她的常态。大学五年，她顺利通过英语四、六级考试，学习成绩从大一时的专业第50名提升至专业第2名，曾获国家奖学金1次、国家励志奖学金1次、校"学业优秀"二等奖学金2次，被评为校"三好学生"2次、"三好学生标兵"1次。

青春当有我砥砺前行、敢于实践的样子

入校以来，熊苏婉始终坚持学思践悟、知行合一，在实践中提升自身综合素质与能力，曾担任院团委学生会副部长、年级学生会副主席、学生第一党支部委员等。在学生工作中，熊苏婉以身作则，认真、踏实地做好本职工作，先后组织并参加"阳光晨跑"、"3+2"趣味运动会、迎新晚会等活动。在科研方面，熊苏婉曾主持校大学生创新创业大赛项目1项，并以此创作作品《熊抱》，获第四届皖南医学院"互联网+"大学生创新创业大赛创意组金奖；参与2020年安徽省大学生创新创业训练计划项目1项并顺利结项。在实习中，熊苏婉将书本知识与临床实操相融合，理论联系实际，努力做到学懂弄通做实，顺利完成实习任务。

青春当有我牢记初心、敢于奉献的样子

奉献无悔，青春无悔。作为青年党员，熊苏婉始终牢记服务社会、奉献社会、传递温暖的初心，以实际行动展现青年学子的责任与担当。在校期间，她常常利用课余时间积极参加社会实践活动，先后参与了南街义诊、看望老兵、关爱敬老院老人、无偿献血、社区义诊、防疫宣传等志愿服务活动，志愿服务时长达180个小时。尤其在多次义诊活动中，她利用自己的知识与技能为居民服务，同时积极传递健康生活的理念。她常说："一次次活动，让我对'青春无悔、奉献有我'有了更深的理解。"

昨日征途漫漫，未来任重道远；人生没有白走的路，每一步都算数。在逐梦路上，熊苏婉信心满满。她说："作为有活力的青年一代，我们应如《有我》这首歌所唱的：'前往皓月星辰，初心不忘；那未来如何登场，有我担当！'"

学
生
篇

追光的人　终将光芒万丈

—— 记皖南医学院医学影像学院2017级本科生崔曼曼

崔曼曼，女，中共党员，皖南医学院医学影像学院2017级医学影像学专业本科生，2022届安徽省普通高等学校优秀毕业生，现已被苏州大学录取攻读放射影像学硕士学位。

勤学苦练，力争上游

作为一名医学生，崔曼曼深知打好专业基础的重要性。从大一开始，她便重视每一节课的学习，认真完成各科老师布置的任务，努力掌握过硬的专业知识，专业成绩一直保持在年级前列，大学期间曾获国家奖学金、国家励志奖学金、校"学业优秀"奖学金、校"科技创新"奖学金等多项奖学金。除了专业知识的学习外，她还一次性通过了英语四、六级考试，计算机二级考试，普通话考试等。五年的勤学苦练，让崔曼曼掌握了扎实的知识和技能，为她以后的职业发展打下了坚实的基础。由于在校期间表现优秀，崔曼曼获得了校"优秀共青团员""优秀学生干部""三好学生""优秀学子"等荣誉称号。

日拱一卒，功不唐捐

在学习专业知识的同时，崔曼曼积极参加各类科研创新活动。入学不久，她就在老师的介绍下进入实验室，开始学习实验基本操作，这也激发了她对科研的向往和喜爱。从大二开始，崔曼曼多次与同学一起参加校"互联网+"大学生创新创业大赛，并曾获校级铜奖。大四时，在老师的指导下，崔曼曼主持国家级大学生创新创业训练计划项目"人工智能在白血病图像分割与跟踪中的应用研究"，并以第一作者身份发表论文《人工智能在急性白血病诊断中的应用探究》。通过参加科研创新活动，崔曼曼极大地增强了科研兴趣，培养了创新思维，提高了在实践中发现问题、解决问题的能力。

工作认真，甘于奉献

崔曼曼在大学期间担任班级团支书，无论是在学习上还是在生活上，她都勤勤恳恳、任劳任怨，搭建起老师与学生沟通的桥梁。崔曼曼多次组织班级活动，积极开展主题团日活动，如为促进同学之间的友谊，带领同学们进行户外活动；为加强关爱老年群体，组织班集体去养老院探望老人；为减轻环卫工人负担，发动同学们打扫卫生，并给环卫工人赠送手套、护手霜等过冬用品。在与同学们的共同努力下，崔曼曼所在的团支部获得校"红旗团支部""优良学风班"等荣誉称号。

学
生
篇

梦想之花，终于开放

　　为在求学的道路上走得更远，崔曼曼在大三时便确定了考研志向，从此开始了漫长的备考过程。尤其在实习期间，她努力平衡好考研与工作的关系，积极克服各种困难，在父母的支持、朋友的鼓励和对未来的向往下，最终在研究生入学考试中取得403分的好成绩，被苏州大学放射影像学专业录取。

　　追光的人，终将光芒万丈，纵使生活有万般不如意，但仍要朝阳而生。在未来的道路上，崔曼曼将继续保持乐观向上的心态，不断探索知识，努力成就更完美的自己。

踏风寻梦　直挂云帆

——记皖南医学院药学院2018级本科生刘庆钦

刘庆钦，女，中共党员，皖南医学院药学院2018级药学专业本科生，2022届安徽省普通高等学校优秀毕业生，现已被华中科技大学录取攻读硕士学位。

党员作表率

不忘初心、牢记使命，以史为鉴、开创未来。进入大学以来，刘庆钦积极向党组织靠拢，争当先锋模范。作为班级文体委员，她主动承担责任，牵头谋划班级文体活动，丰富同学们课余生活；作为院学生会副部长，她工作认真负责，赢得了同学们的广泛好评；作为校大学生艺术团主持人队副队长，她帮助队员提升舞台水平和业务素质；作为社团干事，她为社团发展出谋划策，获校"优秀社干"称号。刘庆钦满怀对理想信念的坚守，积极向党组织靠拢。2021年，她光荣地加入了中国共产党。

学
生
篇

学业争先锋

书山有路勤为径，学海无涯苦作舟。大学不是12年寒窗苦读的终点，而是迈向未来的新起点。刘庆钦秉持这一信念，在大学期间严格要求自己，按时、按质地完成各项学业任务和实习任务。大学四年获国家励志奖学金2次，校"精神文明""科技创新""文艺活动"奖学金各1次，以及校"三好学生""优秀共青团员"等荣誉称号。课余时间，她注重技能提升，一次性通过英语四、六级考试和计算机二级考试等。同时，刘庆钦还注重实践能力和创新精神的培养，曾获校"互联网+"大学生创新创业大赛铜奖。

志愿我先行

予人玫瑰，手有余香。刘庆钦热衷校内外志愿服务活动，在学校60周年校庆活动中，她表现突出，获"校庆优秀志愿者"称号；在结对帮扶活动中，她积极帮助同学们解决学习和生活中遇到的困难和问题；在校期间，她多次参加社区义诊活动，这让她不仅学到了更多的专业技能，也更深刻认识到了志愿服务的意义。

文艺显活力

热爱可抵岁月漫长。刘庆钦热爱声乐、舞蹈、主持，大学四年作为舞蹈演员和主持人参加了十余场晚会。舞台上她展现出自信的光芒，也交到了许多有着共同爱好的朋友。她曾代表学校参加过两次省级比赛，2020年获安徽省大学生艺术展舞蹈组群舞三等奖。院校庆晚会、院文艺晚会、校大艺展等都留下了她的身影，她用实际行动阐释了热爱赋予的力量。

长风破浪会有时，直挂云帆济沧海。乐观向上，崇德向善，积极进取，追逐梦想，是刘庆钦大学生活的写照。未来的求学之路，她将坚定理想信念，不忘初心向前，努力成就更加优秀的自己。

学
生
篇

青衿之志　履践致远

——记皖南医学院口腔医学院2017级本科生方文灿

方文灿，女，中共党员，皖南医学院口腔医学院2017级口腔医学专业本科生，2022届安徽省普通高等学校优秀毕业生，现已被中国人民解放军总医院录取攻读口腔医学硕士学位。

行远自迩，笃行不怠

2017年9月，方文灿成为口腔医学院的一名学子，翻开了人生征程崭新的一页，开始朝着新的目标奋斗和跋涉。方文灿深信，"业精于勤荒于嬉，行成于思毁于随"。在校期间，她严格遵守校规校纪，勤于钻研，扎实完成规定课程的学习，一次性通过计算机二级考试和英语四、六级考试，并参加校"互联网+"大学生创新创业大赛和"寝室文化节"等活动，均取得了优异的成绩。大学期间，方文灿获得多项奖学金和校"三好学生""优秀共青团员"等荣誉称号。

孜孜不倦，探索科研

在学习专业知识之余，方文灿主动把握提升自己能力的机会，加入学校"启明星小组"，在实验室老师的指导下开启科研之路。从学习培养实验动物、进行科研项目选题与开题，到项目获得省级立项、参加学术会议，再到在2020年中国生理学会学术年会上发表1篇英文会议摘要，方文灿受益匪浅，逐步树立了端正严谨、目标明确、主动学习的科研态度。除此之外，她还积极参加校"课题设计大赛"等活动，取得了优异成绩。

秉持初心，砥砺前行

入学后不久，方文灿怀着激动的心情向党组织递交了入党申请书，积极向党组织靠拢，并于2019年12月成为一名光荣的中国共产党党员。在党校学习期间，各位老师的精辟解析、独到见解和旁征博引，让方文灿深受鼓舞和教育，她时刻以优秀共产党员的标准严格要求自己。她积极跟随带队老师参加"一米阳光""三下乡""红色筑梦之旅""爱牙日"等志愿服务活动，在社区、乡镇为老人测量血压、做口腔检查、宣讲口腔卫生知识；积极参加校内文艺活动，在运动会和迎新活动中担任志愿者。方文灿用实际行动发挥着朋辈的传帮带作用和党员的先锋模范带头作用。

学
生
篇

细针密缕，尽职尽责

身为班级学习委员，方文灿是老师和学生沟通的桥梁，协助老师布置学习任务，帮助同学们理解复杂知识点，鼓励动手能力差的同学勇敢尝试，及时向老师反馈同学们的学习情况。她注重团队协作，和其他委员共同落实每节课的考勤工作，积极参加学校"优良学风班"评选活动，与同学们一起营造班级向上好学的良好氛围。方文灿还积极参加辅导员组织的"一对一帮扶"工作，通过共同努力，被帮扶对象期末考试全部通过。实习期间，方文灿也乐于协助实习队长管理实习队，关心队员的实习情况，主动和同学们交流实践操作经验。

回首五年的校园生活，方文灿在奋斗中不断充实和挑战自己，不虚度光阴；展望未来，方文灿将继续以诚待人，坚持用信念和行动创造价值，以严谨的科研态度投入新的学习和生活中。

坚守梦想　砥砺前行

——记皖南医学院护理学院2018级本科生侯蒙蒙

侯蒙蒙，女，中共党员，皖南医学院护理学院2018级护理学专业本科生，2022届安徽省普通高等学校优秀毕业生，现已正式签约浙江大学医学院附属第一医院。

思想进步，以身作则

入学不久，侯蒙蒙就主动向党组织递交了入党申请书，积极向党组织靠拢，认真学习党的理论知识，不断提升自身政治修养，并于2020年9月成为一名中共预备党员。侯蒙蒙始终认为，服务他人，不仅可以使自己愉悦，还能体现自己的人生价值，因此，在校期间，她积极参加党组织的各项活动，并利用课余时间参加志愿服务活动，如导诊义诊活动、红十字社团活动等，志愿服务时长累计70余小时。同时，作为寝室长，她带领宿舍成员严格遵守校规校纪，积极学习，宿舍被评为"学风优良寝室"。

学
生
篇

孜孜不倦，严于律己

作为当代青年大学生，侯蒙蒙深知"业精于勤荒于嬉，行成于思毁于随"的道理。大学期间，她目标明确，科学合理安排学习时间，按时、按质、按量完成各项专业课程学习任务，同时还辅修了麻醉护理专业，取得了辅修合格证书。大学四年获国家奖学金、校"学业优秀"一等奖学金、校"学业优秀"二等奖学金、校"精神文明"奖学金各2次，校"科技创新"奖学金、"体育活动"奖学金、"文艺活动"奖学金各1次，并获得校"三好学生"荣誉称号2次、"优秀学生干部""优秀学子"荣誉称号各1次。课余时间，侯蒙蒙十分注重提升自己的技能和素养，大一即通过了英语四、六级考试，获得了普通话二甲证书。同时，她坚持学以致用、理论联系实际，有着较好的创新精神，主持和参与的大学生创新创业训练计划项目分别获得省级和国家级立项。

认真勤恳，尽心尽力

身为学习委员，侯蒙蒙在完成自身学业的同时，积极主动做好良好班风、学风的建设工作，搭建起老师和学生沟通的桥梁，如及时向老师反映同学们在学习过程中遇到的困难，并传达老师提出的学习任务和要求；认真落实课堂考勤工作，和其他班委一起营造班级向上好学的良好氛围，带动班级同学们共同进步；对于学习有困难的同学，组建学习帮扶小组，进行一对一帮扶；考前为同学们归纳重点，开展经验交流会，和同学们分享自己的学习心得和方法，班级多次获得"学风优良班级"荣誉称号。

学无止境，全面发展

侯蒙蒙不仅注重专业课学习，而且注重全面发展，大一便参加了红十字社团、舞蹈社团和学院的篮球队，积极参加各类文体活动，如学院的文艺晚会、篮球比赛等，在活动中展现青春的活力与风采。

求学的路上，她一直没有忘记奔跑，刻苦认真、勤奋钻研、乐观向上是她大学四年生活的写照；展望未来，脚踏实地、不断前进、奉献社会将是她奋斗路上不变的初心。

学
生
篇

以梦为马　不负韶华

——记皖南医学院麻醉学院2017级本科生陈薇

陈薇，女，中共党员，皖南医学院麻醉学院2017级麻醉学专业本科生，2022届安徽省普通高等学校优秀毕业生，现已被天津医科大学录取攻读麻醉学学硕学位。

在成长中坚定信念

心中有阳光，脚下有力量，为了理想能坚持、不懈怠，才能创造无愧于时代的人生。入学以来，陈薇积极向党组织靠拢，递交入党申请书，认真学习党的理论知识，不断提高政治修养，坚定理想信念，于2021年12月成为一名正式党员。作为寝室长，她带领宿舍成员严格遵守校规校纪，和室友约定一起养成健康的生活方式和作息习惯。身为学习委员，陈薇在完成自身学业的同时，积极充当老师和学生沟通的桥梁，及时向老师反映同学们在学习过程中遇到的困难，向同学们传达老师的学习要求，同时密切关注并发布与专业有关的考试信息，和同学们一起营造向上好学的良好氛围，带动班级同学们共同进步。

在学习中追寻热爱

作为新时代大学生，陈薇深知"过去不能改变，但未来可以"的道理。在校期间，她积极完成专业学习与医院实习任务。2017—2019年连续两学年获得国家励志奖学金，被评为校"三好学生"；2020年获校"学业优秀"二等奖学金、"科技创新"奖学金，被评为校"优秀学生干部"；2021年获校"科技创新"奖学金。除了专业课学习外，陈薇还重视英语学习，顺利通过了英语四、六级考试。

在实践中找寻方向

青春由磨砺而出彩，人生因奋斗而升华。在完成学业之余，陈薇加入了生理学省级重点学科人才培养计划"启明星小组"，开展科学实验探索。她主持省级大学生创新创业训练计划项目"咖啡因依赖大鼠昼夜节律性之睡眠觉醒周期的生理心理学研究"，项目已结题；以第一作者身份在中国生理学会2021年学术年会上发表英文摘要1篇，并提交英文海报；参加安徽省生理学会2020年学术年会，以第二作者身份发表中文摘要1篇，成为安徽省生理学会会员；2022年以第三作者身份发表论文《疼痛抑郁共病动物模型及评价方法研究进展》。2019年、2020年陈薇分别获人文与管理学院暨"启明星小组"大学生科研课题设计大赛二等奖、特等奖；2021年以第二完成人获第四届安徽省大学生生命科学竞赛三等奖、第七届全国大学生基础医学创新研究暨实验设计论坛东部赛区优秀成果奖。

学
生
篇

最好的青春在皖医

陈薇认为，在皖医学习的五年是最美好的时光。大三时，她成为中国生理学会会员；2018年1月至2019年1月，担任校旅游协会宣传部部长；2021年4月至2022年4月，在华中科技大学同济医学院附属协和医院实习。不论是在实践岗位上，还是在实习岗位上，她总能以高标准完成各项任务，以实际行动彰显青年大学生的风采。

星光不问赶路人，未来属于奋斗者。刻苦认真、勤奋钻研、积极好学，是她不变的人生态度；脚踏实地、护佑生命，成为一名优秀的麻醉科医师，是她今后奋斗路上永恒的初心。陈薇将继续按照自己的理想和目标奋进，努力为社会创造更多价值。